风湿免疫病

临床·影像·病理讨论集锦

名誉主编　曾小峰

主　　编　赵　岩　李梦涛

辽宁科学技术出版社
LIAONING SCIENCE AND TECHNOLOGY PUBLISHING HOUSE

拂石医典
FU SHI MEDBOOK

内容提要

本书是一本涵盖风湿性疾病领域的综合性书籍，共包括20个临床疑难病例讨论，重点围绕临床、影像和病理方面展开讨论，是培养合格临床医师的一项重要医学教育活动。本书有利于培养青年医师的临床思维能力、分析综合能力并巩固基础理论，熟悉学科进展。临床-影像-病理诊断（Clinical-Radiologic-Pathologic overview，CRP）作为新兴的诊断形式能够将临床病例进行全面透彻的分析，非常有利于临床医生对于疾病的深入理解和充分认识。

本书还将为风湿性疾病领域的专业人士提供理论知识、临床经验和实践指导，旨在促进该领域的学术交流和研究进展。

图书在版编目（CIP）数据

风湿免疫病临床·影像·病理讨论集锦 / 赵岩，李梦涛主编. — 沈阳：辽宁科学技术出版社，2024.10
ISBN 978-7-5591-3485-1

Ⅰ. ①风… Ⅱ. ①赵… ②李… Ⅲ. ①风湿性疾病—免疫性疾病—诊疗 Ⅳ. ①R593.21

中国国家版本馆CIP数据核字（2024）第053900号

出版发行：辽宁科学技术出版社
　　　　　北京拂石医典图书有限公司
　　　　　地址：北京海淀区车公庄西路华通大厦B座15层
联系电话：010-57262361/024-23284376
E-mail：fushimedbook@163.com
印　刷　者：天津淘质印艺科技发展有限公司
经　销　者：各地新华书店

幅面尺寸：170mm×240mm
字　　数：194千字　　　　　　　　　　印　张：12.25
出版时间：2024年10月第1版　　　　　印刷时间：2024年10月第1次印刷

责任编辑：李俊卿　陈　颖　　　　　　责任校对：梁晓洁
封面设计：潇　潇　　　　　　　　　　封面制作：潇　潇
版式设计：天地鹏博　　　　　　　　　责任印制：丁　艾

如有质量问题，请速与印务部联系　　　联系电话：010-57262361

定　　价：108.00元

携手解谜探细微，
同心求实觅真知。

曾小峰

二〇二四年九月

编委会名单

序言

FOREWORD

　　风湿免疫性疾病往往表现多样且复杂。从类风湿关节炎那悄无声息却逐渐侵蚀关节的病痛，到系统性红斑狼疮累及全身多系统的变幻莫测，风湿免疫性疾病以其错综复杂的病理机制和多样化的临床表现而著称，它要求医生不仅要具备扎实的专业知识，还要具备跨学科的综合素养和敏锐的洞察力与思辨力。

　　2017年由北京医学会风湿免疫分会主导，青年委员会组织，三生国健协助，针对青年医生开展风湿免疫病临床–影像–病理研讨会（CRP）系列活动，这一创新活动打破了传统单一学科诊断的局限，从临床–病理–影像的多维角度，实现了如何在错综复杂的临床表现和体征中及时鉴别，通过对疾病全面、透彻的分析明确诊断。自活动举办以来，很多青年医生积极热心参与，场场爆满，更有众多老专家对每一个病例精彩点评，分享从医路上的宝贵经验，帮助青年医师在疾病诊疗的过程中巩固基础理论、多视角熟悉学科进展，从而在实践中不断提升自己的诊疗水平。

　　这项活动已举办了7年，从北京区域青年活动，到北京年会开幕式前的暖场活动，再到全国年会的morning call，得到了全国医师的热切关注。为了使更多的医者获益，我们精心挑选了历届会议中非常有代表性的20个临床疑难病例，收录成《风湿免疫病临床·影像·病理讨论集锦》一书。本书展现了风湿免疫性疾病诊疗中的复杂面貌，从临床、影像、病理多学科交叉融合的深度探索，揭开层层神秘面纱，实现了对疾病全面、透彻的分析。通过本书的学习，读者不仅能够加深对风湿免疫性疾病的理解，更能够提升自己的临床思维能力和分析综合能力。《风湿免疫病临床·影像·病理讨论集锦》是一本值得每一位风湿免疫性疾病领域专业人士认真阅读的书籍，它为我们提供了宝贵的知识财富和实践经验，青年医师通过阅读本书和学习其中的思维方式，可以多维角度应对风湿免疫性疾病的挑战，为患者的健康福祉贡献更多的智慧和力量。

最后，再次感谢以三生国健为代表的医药企业一直以来为风湿免疫领域做出的贡献。

2024年9月

前言

PREFACE

北京医学会风湿病学分会成立于1999年，学会成立二十多年以来，历届学会领导都非常重视青年医师的培养。临床疑难病例讨论恰恰是培养优秀临床医师的一项重要医学教育活动，有利于培养青年医师的临床思维能力、综合分析能力，巩固基础理论，熟悉学科进展。

从最早的季度病历讨论，到病历串串烧，无不成为青年才俊在学科起步的兴奋回忆，无不成为专家同行仍津津乐道的经典案例。2017年，由时任北京医学会风湿病学分会主任委员赵岩教授倡导，推出"临床–影像–病理诊断（Clinical–Radiologic–Pathologic overview, CRP）"的青委会系列活动，作为学会病历讨论的升级版，将新兴影像学诊断信息用于临床病例更透彻的解析，将病理或病原学证据作为最终诊断的金标准，CRP更有利于临床医师对风湿免疫病的深入理解和全面认识，不断优化诊疗思路，不断提升实战能力。

CRP的每次活动都汇聚了风湿免疫科等临床学科医生，再由影像科和病理科等多领域的医生加持，分别从不同角度来探讨同一病例，揭开疑难病例的层层神秘面纱，备受众多青年医师及资深专家的推崇。同时，以疑难病例CRP为载体，不断加强了多学科协同攻关的团队建设，也充分展示了风湿免疫学科作为医院多学科交叉、综合诊治能力缩影的作用。

为了让更多风湿免疫科医师获益，我们精心编纂了这本《风湿免疫病临床·影像·病理讨论集锦》，它恰如一座桥梁，连接着临床实践与科学探索的两岸。本书精选了20个具有代表性的临床案例，旨在通过全面而深入的分析，诠释疑难病例的细节，引导读者深入理解疾病的本质。本书更是我们积累经验、探索未知的宝贵财富，它将为后来者提供参考，让年轻医师能够站在前辈的肩膀上，以扎实的医学基础知识，敏锐的临床洞察力，严谨的逻辑思维，从多维视角洞悉风湿免疫科疑难病症的本质。此外，我们希望通过本书的出版，能够促进风湿免疫性疾病领域的学术交流，推动学科研究的不断进步，为患者带来更加精准、有效的治疗方案。

在编写过程中，我们得到了众多风湿免疫性疾病领域专家的鼎力支持，他们无私地分享了宝贵的临床经验和研究成果，使得本书内容更加丰富、权威。在此，我们对每一位参与本书编写、审校及出版工作的同仁表示衷心的感谢！

最后，我们期待《风湿免疫病临床·影像·病理讨论集锦》能成为青年医师回望学会的缩影，从字里行间体味"学术，创新，务实，和谐"的发展理念，踔厉奋进，勇立学科潮头。也希望本书成为广大读者手中的一把钥匙，开启通往风湿免疫性疾病诊治新境界的大门。让我们携手并进，共同为风湿免疫病患者带来更多的希望与光明！

李梦涛

2024年9月

目录

CONTENTS

周身皮下包块 – 肝功能异常

李　君　　周央中　　赵久良

单位：中国医学科学院北京协和医院风湿免疫科

【导语】一例以"周身皮下包块，肝功能异常"为主要临床表现的青年男性患者，病程中一直处于高炎症状态，且伴有血脂和血液系统异常；多次获得病变组织病理提示为肉芽肿改变，但抗炎治疗效果不佳。通过重新审视病史，我们从血常规的异常入手，最终确立了正确的诊断，并进行了相应的治疗。这一病例的讨论将引领我们逐步深入了解，强调在处理多系统受累的罕见疾病时，临床和病理学相互结合的重要性。

【主诉】患者男，26岁，因"周身皮下包块1年，肝功能异常2个月余"于2015年12月23日入院。

【现病史】1年前患者无诱因出现右眼裂外侧暗红色质韧肿物，约0.8cm×0.3cm，否认发热、瘙痒、疼痛等。逐渐累及左眼对称部位，并先后累及双腕关节屈侧、双肘关节伸侧、左肩关节及双手第2、3掌指关节（MCP）背侧，表现为大小不一肿物（图1），性质同前。期间多次就诊于外院，查白细胞计数（WBC）（9.2～13.2）×10^9/L，血红蛋白（Hb）125g/L，血小板计数（PLT）340×10^9/L；尿常规未见明显异常。谷丙转氨酶（ALT）97～101U/L，谷草转氨酶（AST）82～98U/L，乳酸脱氢酶（LDH）258～326U/L，总胆固醇（TC）8.14mmol/L，总甘油三酯（TG）0.96mmol/L，低密度脂蛋白胆固醇（LDL-C）5.42mmol/L；C反应蛋白（CRP）33.8～69.3mg/L，红细胞沉降率（ESR）92～101mm/h；免疫球蛋白G（IgG）24g/L，抗核抗体（ANA）、抗中性粒细胞胞浆抗体（ANCA）、类风湿因子（RF）、抗环瓜氨酸多肽（CCP）抗体阴性。

双腕关节核磁共振成像（MRI）可见异常信号影（分别约1.7cm×2.8cm×6.0cm，2.3cm×3.2cm×5.3cm）（图2）。左腕肿物活检病理提示符合腱鞘巨细胞瘤样改变。

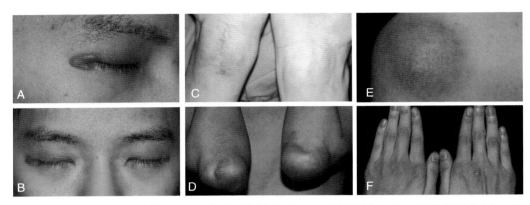

图1　患者查体所见多发肿物，位于右眼裂外侧（A），双眼裂外侧（B），双腕屈侧（C），双肘伸侧（D），左肩（E），双手第2、3掌指关节伸侧（F）

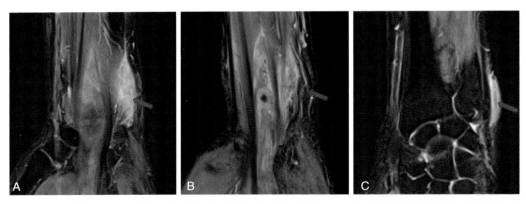

图2　左侧腕关节MRI可见左前臂远端掌面皮下软组织增厚，左侧前臂屈肌肌腹及肌腱周围弥漫多发异常信号，累及尺骨内侧面，T1大致呈等信号，T2呈高、低混杂信号，以高信号为主（红色箭头所示）。图A-C为冠状面T2加权不同截面

【既往史】10岁时反复鼻衄、齿龈出血，外院查体肝脾大，Hb 90～109g/L，PLT（15～49）×10⁹/L，网织红细胞百分比（Ret%）7.5%，直接抗人球蛋白试验阴性；外周血涂片可见球形、口形红细胞；骨髓涂片：增生活跃，巨核细胞成熟障碍。考虑"遗传性球形红细胞增多症（代偿型）伴免疫性血小板减少症"，

行腹腔镜脾切除术，脾病理符合遗传性球形红细胞增多症脾改变，术后血象恢复正常。

【个人、婚育、家族史】职员，否认吸烟、饮酒史。未婚未育。家族史无殊。

【入院查体】体温36.5℃，心率92次/分，血压125/82mmHg。发育正常，双眼裂外侧各一个暗红色质韧隆起，右侧约1.3cm×0.4cm，左侧约1.0cm×0.3cm。双腕曲侧各一个质软隆起，右侧约4.0cm×4.0cm，左侧约5.0cm×4.0cm。双手第2、3掌指关节背侧各一质软隆起，直径分别为1.0cm和0.4cm。双肘伸侧各一个质软隆起，左侧约6.0cm×6.0cm，右侧约4.0cm×5.0cm，右侧隆起上另见一直径约1.0cm圆形质软隆起。左肩一个类圆形质软隆起，直径约6.0cm。双侧颈部各可触及一个质硬肿物，右侧约1.0cm×1.0cm，左侧约3.0cm×6.0cm，活动度差。周身浅表淋巴结未及肿大。心、肺、腹查体无殊。四肢无水肿。

【第一次讨论】该患者为青年男性，主要症状为多个无痛性皮下软组织包块，进行性生长并呈对称性分布，分布于眼外眦、双侧腕关节、肘关节及肩关节。此外，患者多种炎症指标显著升高，腕关节MRI显示异常炎性信号，组织病理提示腱鞘巨细胞瘤样改变。然而，腱鞘巨细胞瘤是起源于滑膜或腱鞘组织且缓慢生长的良性纤维组织细胞肿瘤，通常见于30~50岁女性，主要临床特点为单发肿块，大小和形状各异。典型病理表现为滑膜血管增生，伴多核巨细胞、泡沫细胞浸润及含铁血黄素沉积。该患者临床表现不支持腱鞘巨细胞瘤诊断。其肿物不单纯局限于滑膜及腱鞘组织，且合并明显的炎症指标升高，病理结果不典型。进一步鉴别诊断考虑：（1）组织细胞增生性疾病：这是一组由树突状细胞或单核-巨噬细胞增殖所引起的反应性或肿瘤性病变。其临床表现异质性大，诊断和分类依赖于病理，尤其是CD1a、CD207及S100等标志物的表达水平。建议取该患者外院病理进行院内会诊，若条件允许可再次获取病理，以明确诊断。（2）代谢类疾病：该患者血脂明显异常，需警惕继发性或家族性高胆固醇血症（FH）等遗传性脂代谢异常疾病，这类疾病可导致血脂在血管外的异常沉积[1]。该患者青年男性，无明显的动脉粥样硬化风险因素（肥胖、吸烟、高血压等），其发生继发性脂代谢异常的支持点有限。此外，该患者起病年龄较晚，无相关家族史，其为遗传性脂代谢疾病的支持点亦有限。（3）系统性自身免疫性疾病：该患者炎症指标明显升高，需警惕部分自身免疫疾病亦可表现为皮下包块，如ANCA相关血管炎、IgG4相关疾病、嗜酸性粒细胞增多症等。然而，该患者无这类系统性疾病的其他脏器受累表现，且ANCA、嗜酸性粒细胞计数均未见异常，病理结果未提供相关支持，综合考虑可能性较小。

【诊疗经过】患者于北京协和医院风湿免疫科住院期间，完善相关检查：血清IgG4 1450mg/L（80～1400mg/L），血清免疫固定电泳及血清蛋白电泳阴性。正电子发射断层扫描/计算机断层扫描（PET/CT）：双颈部及全身大关节（肩、肘、腕、髋和膝关节）周围肌肉及肌腱附着处代谢对称增高（图3），考虑肉芽肿类疾病。外院左腕肿物病理送我院会诊：符合渐进性坏死性黄色肉芽肿（图4）；免疫组化：B-raf（-），β-catenin（部分+），CD163（+），SMA（-），CD1a（-），CD68（+），Ki-67（index＜1%），GranzymeB（-），Langerin（-），S-100（-）。右侧眶周、左侧肘部、左肩部皮肤活检病理：考虑黄色肉芽肿。左侧颈部皮肤活检病理：见多量组织细胞聚集及淋巴细胞浸润，需除外组织细胞增生性疾病。考虑渐进性坏死性黄色肉芽肿可能，2016年3月始予泼尼松（50mg，1次/日，口服）治疗，联合甲氨蝶呤（MTX，15mg，1次/周，口服）。患者眼角、手腕肿物部分缩小，泼尼松规律减量至12.5mg，1次/日，肿物再次增大。2016年10月调整为甲泼尼龙（40mg，1次/日，口服）治疗，后规律减为16mg，1次/日。期间先后尝试多种免疫抑制剂治疗，包括环磷酰胺（CTX）100mg，1次/日；环孢素（CsA）100mg，2次/日；他克莫司（FK506）1mg，2次/日，口服；均因肝功能异常而停用（ALT最高值525U/L，AST最高值300U/L，LDH最高值480U/L）。患者周身皮下包块进行性增大，伴色素沉着（图5）。2017年2月再次入院，复查WBC 15.63×10⁹/L，Hb 132g/L，PLT 73×10⁹/L，血小板分布宽度（PDW）51.0%（35%～75%），平均血小板体积（MPV）30.0fl（7～13fl）；ALT 116U/L，LDH 597U/L；TC 8.14mmol/L；TG 0.96 mmol/L；CRP 53.32mg/L，ESR 35mm/h。血涂片：红细胞大小不等，较多球形及口型红细胞，血小板减少，大血小板易见。

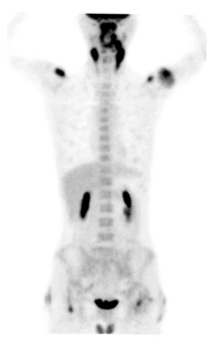

图 3　PET-CT 可见双颈部及全身大关节（肩、肘、腕、髋和膝关节）周围肌肉和肌腱附着处代谢对称增高

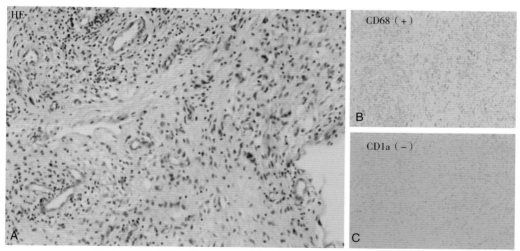

图 4　外院左腕皮肤病理我院会诊符合渐进性坏死性黄色肉芽肿

A. HE 染色，×100 倍；B. CD68 表达情况；C. CD1a 表达情况

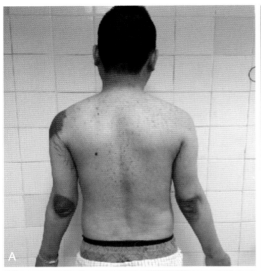
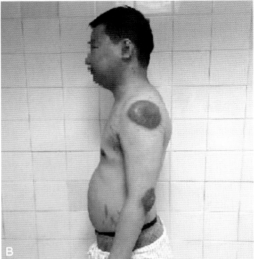
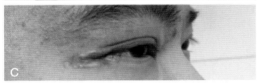
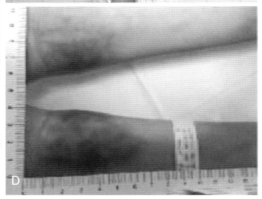

图 5　2017 年 2 月查体见患者周身肿物增大伴色素沉着

A. 背面；B. 左侧面；C. 右侧眼裂；D. 双腕屈侧

【第二次讨论】患者病变活检病理结果提示为渐进性坏死性黄色肉芽肿，这是一种罕见的慢性进展性非朗格汉斯组织细胞增多症，常见受累部位为眶周皮肤受累，可合并ESR增快和血脂增高。据文献报道，少部分患者可有眼、呼吸道、心脏、骨骼肌等脏器受累；淋巴瘤等血液系统疾病亦与该病有相关性[2]。本例患者以眶周皮肤受累起病，伴有ESR、血脂升高，结合病理结果考虑渐进性坏死性黄色肉芽肿可能。然而，渐进性坏死性黄色肉芽肿的平均发病年龄约60岁，与单克隆球蛋白血症有明确相关性，与该患者并不相符。该患者病程中有一系列复杂临床特征，包括反复出现血小板减低、肝功能异常，以及幼年时被诊断遗传性球形红细胞增多症；这些难以单纯用渐进性坏死性黄色肉芽肿解释。值得注意的是，该患者的血常规显示平均血小板体积（MPV）显著升高，外周血涂片提示存在巨大血小板。这些血小板形态异常的发现为我们提供了进一步鉴别诊断的线索（图6）[3]。对于合并巨大血小板的患者，如其血小板功能异常、合并出血表现，需警惕伯纳德-苏利综合征（Bernard-Soulier Syndrome，BSS）[4]。如无出血倾向的患者，需评估有无白细胞异常、肾脏或神经系统病变，这些是MYH9相关综合征的临床表现。该患者无上述特点，需警惕植物固醇血症等遗传代谢性疾病可能，可完善血小板功能、基因检测进一步明确。

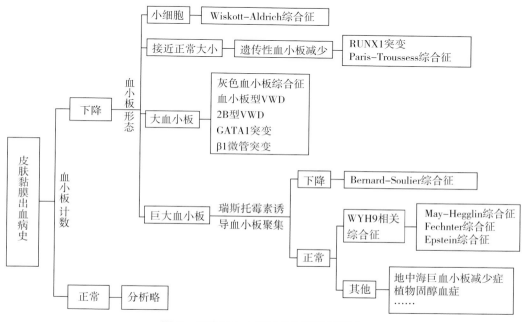

图6　遗传性血小板异常鉴别诊断思路

【诊疗经过】患者进一步完善ADP诱导的血小板聚集试验为37%；低浓度及高浓度瑞斯托霉素、胶原诱导的血小板聚集试验未见异常。红细胞渗透性检查，开始溶血＞0.60%（对照为0.48%），完全溶血（-）；直接抗人球蛋白试验阴性。肝脏MRI：左侧腹腔内及结肠脾曲旁多发异常信号结节。血管超声：锁骨下动脉、双下肢动脉多发斑块形成，双侧颈动脉内中膜节段性增厚。骨髓涂片：增生活跃，粒红比1.71，红系晚幼红细胞比例增高，可见少量口形及球形红细胞，淋巴细胞比例及形态正常。全片产板型巨核细胞7/289，血小板略少，易见大血小板（图7）。骨髓活检病理无阳性发现。

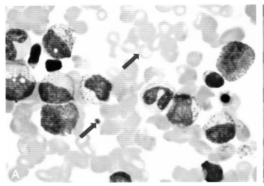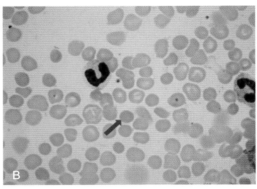

图 7　骨髓涂片（瑞－吉氏染色，×1000 倍）：可见口型红细胞（A 中蓝色箭头）、大血小板（A 中红色箭头）和球形红细胞（B 中绿色箭头）。

【第三次讨论】再次总结该患者的病例特点，其主要表现为多发附着点部位黄色肉芽肿、高脂血症以及血液系统异常，包括异常形态红细胞增多和巨大血小板。综上考虑，高度怀疑该患者患有植物固醇血症。植物固醇血症，也被称为谷固醇血症，是一种罕见的遗传代谢性疾病。通常情况下，它是由*ABCG5*和*ABCG8*基因的纯合或复合杂合突变引起，导致大量植物固醇在血液中积聚。其主要临床表现包括皮肤和肌腱结节性黄瘤、动脉粥样硬化、早发冠心病、关节炎等。少部分患者表现为血液系统受累，包括异常形态红细胞增多、血小板减少、巨大血小板、脾脏肿大等，尽管其血液系统受累的发病机制尚不明确。根据明显升高的血浆植物固醇浓度（大于30倍），可将谷固醇血症与家族性高胆固醇血症区分开来。然而，目前国际尚无统一的谷固醇浓度临界值，因此仅依赖植物固醇浓度来诊断该病在临床应用尚存在一定限制。总胆固醇升高可以作为辅助诊断的参考指标。通过基因分析，若检测*ABCG5*和/或*ABCG8*的突变，可明确植物固醇血症的诊断。植物固醇血症需与多种可表现出类似结节和肿物的疾病相鉴别，包括黄瘤、幼年黄色肉芽肿以及其他非朗格汉斯细胞组织细胞增生症等。由于该病临床表现多样化，误诊和漏诊的风险较高。治疗方面，植物固醇血症的治疗主要包括通过饮食控制减少植物固醇摄入以及使用药物降低血浆植物固醇水平。低植物固醇饮食建议选择米饭代替面食，避免或减少摄入植物油、坚果、贝类、海藻、谷物和豆类等富含植物固醇的食物。药物治疗包括固醇吸收抑制剂（如依折麦布）和胆汁酸螯合剂（如消胆胺），但他汀类降脂药对植物固醇血症无效。

【治疗转归】该患者经过进一步基因检测，结果显示在*ABCG5*的两个等位基因分别发现有罕见致病突变（287T＞C；1336C＞T）；而其父母均为杂合子携带者。患者外周血植物固醇检测提示β谷固醇显著升高（707.30μmol/L，参考范围为1～15μmol/L）。综上，其植物固醇血症诊断明确，予低植物固醇饮食、口服依折麦布、消胆胺降血浆植物固醇治疗，逐渐减停泼尼松。监测其周身肿物明显减少，色素沉着减轻，血小板数量及体积恢复正常，胆固醇及血沉正常，β谷固醇降至23.83μmol/L。

专家点评

1. 要重视影像、病理和临床的结合：对于本例而言，不同时间点的组织病理学检查曾提出了腱鞘巨细胞瘤和渐进性坏死性黄色肉芽肿等多种可能性，然而这些诊断均无法完全解释患者的临床病情。事实上，单纯依赖病理学结果或影像学异常往往难以解释全面的临床图景，因此，为了更准确地理解疾病过程和确定最终诊断，必须将这些检查结果与患者的临床表现、病史以及治疗反应等多方面因素相结合进行全面分析。最终，对于其基因结果的准确有效解读亦是依赖于前期临床考虑的倾向性。

2. 要重视临床全貌和细节的结合：本例患者临床表现复杂，涉及多个系统受累，难以直接形成清晰的鉴别诊断思路。初期鉴别诊断从皮肤非感染性肉芽肿和血脂异常等角度入手，但未能明确诊断。最终成功确定诊断的关键因素在于全面考虑了多个临床细节，包括血常规中平均血小板体积的异常，结合了患者的血涂片异常以及溶血性贫血的病史，这凸显了在复杂临床情况下全面考虑临床细节的重要性。

3. 要重视随访和疗效评估的反馈：在处理复杂疑难疾病时，获得准确的诊断通常需要一定的时间。在这个过程中，必须仔细监测早期治疗的反应，以确保及时获得反馈并进行必要的调整。在这个病例中，最初诊断为渐进性坏死性黄色肉芽肿，但治疗反应与预期不符。临床医生密切关注患者的病情发展，进行及时的随访，并对初期诊断进行修正，最终确立了正确的诊断，随后进行及时的治疗调整，以改善患者的预后。

参考文献

[1] Cuchel M, Bruckert E, Ginsberg HN, et al. Homozygous familial hypercholesterolaemia: new insights and guidance for clinicians to improve detection and clinical management. A position paper from the Consensus Panel on Familial Hypercholesterolaemia of the European Atherosclerosis Society[J]. Eur Heart J, 2014, 35(32) : 2146–2157.

[2] Gregg RE, Connor WE, Lin DS, et al. Abnormal metabolism of shellfish sterols in a patient with sitosterolemia and xanthomatosis[J]. J Clin Invest, 1986, 77(6) : 1864–1872.

[3] Mhawech P, Saleem A. Inherited giant platelet disorders. Classification and literature review[J]. Am J Clin Pathol, 2000, 113(2) : 176–190.

[4] Rodriguez V, Nichols WL, Charlesworth JE, et al. Sebastian platelet Syndrome: a hereditary macrothrombocytopenia[J]. Mayo Clin Proc, 2003, 78(11) : 1416–1421.

强直性脊柱炎合并肾脏淀粉样变性

刘洪彦　孟　娟　路跃武

单位：首都医科大学附属北京朝阳医院风湿免疫科

【导语】一例难治性强直性脊柱炎（AS）患者，多种生物制剂联合改善病情抗风湿药（DMARDs）治疗均效果欠佳，患者反复出现中轴及外周关节症状，炎症指标居高不下。在疾病过程中，逐渐出现蛋白尿、血尿，最终经肾脏活检明确诊断为淀粉样蛋白（AA蛋白）相关性淀粉样变性，并进行了相应的治疗。这一病例的讨论将引领我们进一步思考难治性AS的治疗，以及在合并淀粉样变性的罕见情况下如何处理。

【主诉】患者男，37岁，因"间断臀区疼痛23年，尿中泡沫增多1个月"于2017年11月2日入院。

【现病史】患者23年前无诱因出现间断左臀区疼痛，夜间为著，查HLA-B27阳性，骶髂关节CT和脊柱X线检查未见异常。17年前患者逐渐出现双侧臀区疼痛、腰背部疼痛伴晨僵，行脊柱X线检查提示"竹节样"改变，骶髂关节CT可见"锯齿样"改变。明确诊断为AS，此期间患者间断口服"柳氮磺吡啶"和非甾体抗炎药（NSAIDs）及"中药"等治疗，症状仍反复发作。11年前患者出现左膝关节肿痛，就诊于骨科，MRI提示色素沉着绒毛结节性滑膜炎，药物治疗及手术切除滑膜均疗效欠佳，后行膝关节置换术。术后关节活动受限，逐渐出现右膝关节肿痛，性质同前，就诊于风湿免疫科，查炎症指标升高（具体不详），开始先后给予生物制剂联合DMARDs药物治疗（具体方案如表1），但疗效均欠佳，仍有反复发作臀区痛、腰背痛、膝关节及踝关节疼痛，颈肩活动受限进行性加重。1个月前患者无明显诱因出现尿中泡沫增多，无尿频、尿急、尿痛，查24小时尿蛋白定量2112mg/24h。

表1　强直性脊柱炎患者治疗方案调整

时间	用药方案
17年前	间断口服"柳氮磺吡啶"和NSAIDs及"中药"（具体不详）
8年前	依那西普50mg Qw×3个月（局部反应）+柳氮磺吡啶1g Bid
5年前	柳氮磺吡啶1g Bid+来氟米特20mg Qd
4年前	阿达木单抗40mg×3支（局部反应）+柳氮磺吡啶1g Bid+艾拉莫德25mg Bid
3年前	依那西普50mg Qw×3个月（局部反应）+柳氮磺吡啶1g Bid+来氟米特20mg Qd
2年前	柳氮磺吡啶1g Bid+来氟米特20mg Qd+沙利度胺75mg Qn
1年余前	柳氮磺吡啶1g Bid+来氟米特20mg Qd+甲氨蝶呤7.5mg Qw
5个月前	重组人源性肿瘤坏死因子-α单抗40mg Q2w×4个月+柳氮磺吡啶1g Bid+甲氨蝶呤7.5mg Qw

【既往史】体健。

【个人、婚育、家族史】职员，否认吸烟、饮酒史。未婚未育。家族史无特殊。

【入院查体】生命体征平稳。颈部、右肩关节、左膝关节活动受限，右膝关节、双踝关节肿胀（+）、压痛（+），右膝浮髌征（+），双足背轻度肿胀。脊柱前屈、背伸、侧弯活动受限，Schober试验2.5cm；枕墙距4cm；指地距25cm，胸廓活动度5cm；4字试验阴性。

【辅助检查】血常规提示血红蛋白（Hb）111g/L，肝肾功能正常，尿蛋白2880mg/24h，尿红细胞2+～3+，红细胞沉降率（ESR）>120mm/h，C-反应蛋白（CRP）11.9mg/dl，免疫球蛋白G（IgG）2590mg/dl，免疫球蛋白A（IgA）541mg/dl，抗核抗体（ANA）、抗ds-DNA抗体、抗可提取性核抗原（ENA）、类风湿因子（RF）、抗中性粒细胞胞浆抗体（ANCA）等均阴性。M蛋白鉴定未见异常。泌尿系超声提示左肾增大并双肾实质回声稍增强。髋部CT可见骶髂关节间隙不均匀狭窄，双髋关节腔积液，骶髂关节、髋关节髋臼和股骨头关节面下均可见囊变灶

（图1）。右膝关节MRI可见关节积液、滑膜及周围滑囊炎；退行性骨关节病，胫骨平台及近端距腓关节骨髓水肿；半月板外移，体部局部撕裂；髌前软组织肿胀；髌下脂肪垫损伤（图2）。

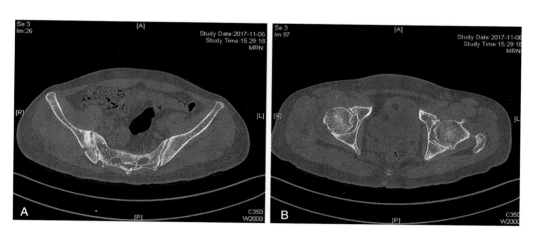

图1　A：骶髂关节 CT：骶髂关节间隙不均匀狭窄（红色箭头），关节面下可见小囊状低密度灶。B: 双侧髋关节髋臼及股骨头关节面下囊变灶形成；双髋关节腔积液

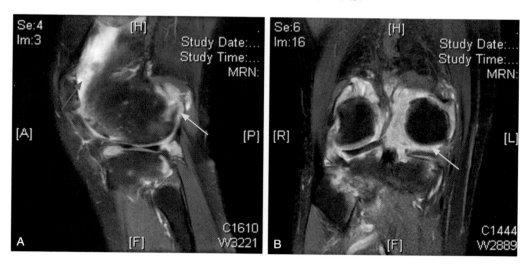

图2　膝关节 MRI：右膝关节积液（红色箭头）；滑膜及周围滑囊炎（黄色箭头）；退行性骨关节病，胫骨平台及近端距腓关节骨髓水肿；半月板外移，体部局部撕裂；髌前软组织肿胀；髌下脂肪垫损伤

【第一次讨论】患者为青年男性，病史长达23年，存在典型的臀区痛、炎性

腰背痛、外周关节肿痛（主要为双膝关节及踝关节），颈椎、腰椎均活动明显受限，HLA-B27阳性，炎症指标ESR和CRP升高，双侧骶髂关节炎（左侧II级，右侧III级），脊柱呈"竹节样改变"。根据1984年修订的强直性脊柱炎（AS）纽约标准可明确诊断为AS。患者初期治疗不规范，错过了最佳治疗时间，病情进行性加重，且多种肿瘤坏死因子抑制剂（TNFi）联合DMARDs药物治疗效果均不理想，仅在TNFi开始时出现炎症指标下降，但多在3个月内再次上升，且患者臀区痛、腰背痛及外周关节肿痛仍在反复发作，多种迹象提示这是一例难治性AS。而此次入院主要原因为尿中出现蛋白尿、血尿，且血中IgA水平升高，ANAs和ANCA阴性。AS继发肾脏损伤临床并不少见，可表现为肾小球肾炎（特别是IgA肾病）、肾淀粉样变性、NSAIDs相关性肾损伤（间质性肾炎、肾乳头坏死、急性肾损伤）及生物制剂诱导的自身免疫性肾病等。国外报道以肾淀粉样变性最为多见，约占62%；国内以IgA肾病为主，约占30%。蛋白尿、血尿病因确定最终依赖肾穿刺活检的病理结果。

【诊疗经过】患者在院期间，行肾脏穿刺活检，光镜结果提示：肾穿刺组织可见12个肾小球，其中1个缺血性硬化，其余肾小球系膜细胞及基质轻到重度弥漫增生，局灶阶段性中到重度加重，基底膜节段性增厚，可见睫毛样改变，其中3个肾小球结节性硬化，上皮下、系膜区嗜复红蛋白沉积，伴节段性钉突形成；其中1个球周纤维化形成。肾小管上皮细胞空泡及颗粒变性，灶状萎缩。肾间质灶状淋巴及单核细胞浸润伴纤维化。小动脉闭塞增厚。刚果红染色：肾小球系膜区及小动脉壁可见刚果红染色阳性物质沉积。免疫荧光：可见6个肾小球，IgA（-），IgG（-），IgM（2+），C1q（-），C3（-），FRA（-），沿系膜区及毛细血管壁呈团块及颗粒样沉积。电镜结果提示：肾小球系膜基质节段性增多，基底膜增厚，可见纤维素样物质沉积，直径<10nm，排列紊乱，上皮细胞足突融合。肾小管及间质无特殊病变。符合：淀粉样变性肾病。

治疗上，右膝关节腔穿刺，抽出45ml黄色浑浊积液，并给予关节腔注射复方倍他米松7mg。加用重组人II型肿瘤坏死因子受体-抗体融合蛋白25mg Biw皮下注射，免疫抑制剂选择柳氮磺吡啶1g Bid联合甲氨蝶呤15mg Qw治疗。经治疗1个月后随访，患者关节症状好转，ESR下降至53mm/h，CRP下降至1.41mg/dl。然而，尿蛋白定量上升至5977mg/24h。

【第二次讨论】肾脏活检病理是诊断的金标准，该患者肾脏病变考虑为AA蛋白相关性淀粉样变性肾病，这可能是AS长期慢性炎症导致血清淀粉样蛋白沉积的结果。最适合的治疗是控制原发疾病、抑制血清淀粉样蛋白A产生。TNF-α在血清淀粉样蛋白A的产生过程中发挥重要作用。TNFi已被证实对于继发AA型淀粉样变性的AS患者是安全有效的[1]，不仅可控制AS病情活动，还可以改善淀粉样变性的肾脏结局[2]。故我们的治疗方案选择TNFi联合免疫抑制剂（甲氨蝶呤和柳氮磺吡啶）治疗。然而，经治疗1个月后，关节症状及炎症指标虽有好转，但尿蛋白进行性上升，提示此方案无法全面控制患者病情进展，故选择糖皮质激素联合免疫抑制剂治疗。

【诊疗经过】2018年1月给予强的松60mg Qd 联合环磷酰胺0.4g/2周静点治疗，关节症状进一步缓解，炎症指标ESR和CRP恢复正常，24小时尿蛋白定量下降至低水平（1～2g/24h）。2020年底，患者无明显诱因再次出现大量蛋白尿，最高达24g/24h，血肌酐升高（200～300μmol/L），考虑疾病复发，给予甲强龙1g Qd冲击3天治疗后续贯甲泼尼龙12mg Qd治疗，同时加用枸橼酸托法替布5mg Bid治疗。

【第三次讨论】托法替布是一种新型的口服蛋白酪氨酸激酶（JAK）抑制剂，已获美国食品和药物管理局（FDA）批准用于AS治疗[3]。托法替布对TNFi反应不佳的AS患者的临床症状控制和炎症指标改善可起到很好的疗效。有研究显示，托法替布可有效改善RA合并肾脏淀粉样变性的肾脏损伤[4]，但在AS继发肾脏淀粉样变性中的研究甚少。此病例虽最终未获得肾脏淀粉样变性的完全缓解，但能获得疾病相对稳定无复发，提示托法替布对AS继发肾脏淀粉样变性可能有效，但尚需长时间随访进一步验证。另外，除TNF-α外，白细胞介素-6（IL-6）也是血清淀粉样蛋白A释放的驱动因素之一，在一些风湿性疾病中观察到IL-6拮抗剂托珠单抗治疗淀粉样变性的有效性，故托珠单抗也可作为AS合并肾脏淀粉样变性的用药选择之一，但目前用药尚缺少循证医学证据。

【治疗转归】经激素联合托法替布治疗1年后，患者病情逐渐缓解至今，甲泼尼松龙减量至3mg Qd，未再出现关节症状，炎症指标ESR和CRP恢复正常，24小时尿蛋白定量维持在2～4g/24h，血肌酐维持在140～180μmol/L。

专家点评

　　这是一例诊断明确、病情复杂的难治性AS。整个病程前期未规律治疗，中期对多种生物制剂联合DMARDs药物不敏感，晚期再次合并肾脏淀粉样变性，可能正是疾病的长期慢性炎症导致晚期肾脏淀粉样变性。需要关注几个方面：①重视病理和临床的结合。AS继发肾脏损伤临床并不少见，国内以IgA肾病为主，而此患者是淀粉样变性，病理是诊断的金标准，临床不可忽视。②难治性AS合并肾脏淀粉样变性的治疗，需积极控制原发疾病、抑制血清淀粉样蛋白A产生。TNFi被证实在治疗AS合并淀粉样变性时安全有效，但在此患者中治疗效果欠佳。有报告称托法替布和IL-6拮抗剂托珠单抗治疗风湿病合并淀粉样变性有效，但亦缺乏循证医学证据。在此病例中，托法替布表现出较好的治疗效果，这也为此类患者的治疗提供了方向。

参考文献

[1]　Kobak S, Oksel F, Kabasakal Y, et al. Ankylosing spondylitis-related secondary amyloidosis responded well to etanercept: a report of three patients[J]. Clin Rheumatol, 2007, 26(12):2191-2194.

[2]　Burstein HJ, Curigliano G, Thürlimann B,et al. Panelists of the St Gallen Consensus Conference. Customizing local and systemic therapies for women with early breast cancer: the St. Gallen International Consensus Guidelines for treatment of early breast cancer 2021[J]. Ann Oncol, 2021, 32(10):1216-1235.

[3]　Akkoc N, Khan MA. JAK Inhibitors for Axial Spondyloarthritis: What does the Future Hold? [J] Curr Rheumatol Rep, 2021, 23(6):34.

[4]　Watanabe T, Hattori T, Ogawa Y, et al. Successful treatment with tofacitinib for renal disorder due to amyloid A amyloidosis and immunoglobulin A nephropathy in a patient with rheumatoid arthritis[J]. Clin Exp Rheumatol, 2018,36(4):683-684.

肾上腺占位－肾上腺皮质功能减退

高　辉[1]　姚海红[2]

单位：1. 北京大学国际医院风湿科
　　　2. 北京大学人民医院风湿免疫科

【导语】一例以"发现肾上腺占位、肾上腺皮质功能减退"为主要临床特点的中老年女性患者，最终确诊为抗磷脂综合征（APS）、系统性红斑狼疮（SLE），存在肾上腺血肿，血小板减低，治疗过程中存在矛盾，且随访过程中激素减量后反复发生肾上腺皮质功能不全，最后经过治疗，预后良好。这一病例的讨论提示要重视常见病的少见表现，并且在治疗存在矛盾时充分权衡利弊，积极创造条件解决主要矛盾。

【主诉】患者女，55岁，因"头痛1个月，腹痛、发热3周，皮疹6天"于2015年8月17日入北京大学人民医院。

【现病史】患者1个月前无明显诱因出现头痛，以枕部为主，无头晕、恶心、呕吐，无意识障碍，1周后出现腹痛伴发热，最高体温39℃。外院立位腹平片无异常。胃镜示萎缩性胃炎。血常规示外周血白细胞增高（14.71×10^9/L），中性粒细胞比例正常。予头孢类抗生素（具体不详）治疗2天、消炎痛肛栓退热3天后体温高峰逐渐下降至37.5℃，但复查血常规示血小板减少（24×10^9/L），尿常规示尿潜血+++、尿蛋白++，凝血分析示活化凝血酶原时间（APTT）延长（44秒）。腹部CT示双侧胸腔积液、心包积液、双肾上腺占位。予对症支持补液治疗，体温恢复正常，仍有腹部隐痛、腹胀，近6日面颊部、颈前新发紫红色皮疹，为进一步诊治入院。自发病以来，精神可，乏力、纳差较明显，二便正常，体重下降5kg。

【既往史】体健。

【个人、婚育、家族史】农民，否认吸烟、饮酒史。绝经5年，妊4娩3，人工流产1次，无自发流产史，育有一子二女，其中一女儿因"系统性红斑狼疮"于18岁时去世。

【入院查体】生命体征平稳，面颊部、颈前紫红色皮疹，高于皮肤，不伴脱屑（图1）。双耳廓紫红，浅表淋巴结无肿大，心肺查体无异常，腹软，剑突下至脐周广泛深压痛，无反跳痛、肌紧张，肝脾肋下未触及，肠鸣音4次/分，腓肠肌无压痛，四肢肌力及肌张力正常，双下肢无水肿。

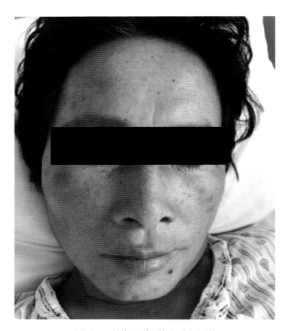

图1　患者面部的红色皮疹

【第一次讨论】患者中年女性，以头痛、腹痛、发热为首发临床表现，有多系统受累，包括皮肤、血液系统、肾脏，凝血指标异常，多浆膜腔积液，重点需要鉴别感染、肿瘤及结缔组织病。腹部CT示双侧肾上腺占位，需鉴别：（1）肾上腺腺瘤：大多数肾上腺腺瘤为良性，可能会引起如高血压、头痛、心悸、出汗、腹部疼痛等，需要结合体格检查、血液检查、影像学检查（如CT扫描或MRI）以及可能的组织活检来确定性质。（2）肾上腺恶性转移瘤：恶性肿瘤转移是肾上腺占位的第二大最常见原因，乳腺癌、肺癌和肾细胞癌等恶性肿瘤都较容易向肾上腺转移，最重要的鉴别方式是进行MRI、正电子发射计算机体层显像（PET-CT）检查并结合病理学检查。（3）肾上腺囊肿：多为单侧，双侧性囊肿占8%～10%。大多数无临床症状，少数较大者可产生压迫症状，少数患者可因囊肿破裂出血引起急腹症。肾上腺囊肿不影响肾上腺功能，实验室检查多无明显异常改变，主要依靠影像学检查。（4）肾上腺出血：肾上腺出血后，出血区域内的血液会形成高密度区域，在CT图像上呈现为明显的高密度灶，这种高密度可能与邻近的正常腺体组织相比较明显。该患者肾上腺占位为双侧，肾上腺的功能评估以及进一步进行影像学检查包括肾上腺核磁、PET-CT对于占位性质的鉴别尤为重要。

【进一步的辅助检查】血常规示外周血白细胞12.44×10^9/L，中性粒细胞比例正常，血红蛋白106g/L，血小板减低（最低24×10^9/L），24小时尿蛋白定量0.56g/L，活化部分凝血活酶时间（APTT）65.3秒，D-二聚体 1320 ng/ml，凝血酶时间（PT）及国际标准化值（INR）正常，APTT纠正试验提示不能被纠正。血钠降低（131.7mmol/L）。凝血相关指标包括蛋白S、蛋白C、多种凝血因子、血管性血友病因子（vWF）均无异常。免疫学方面，抗核抗体1∶320均质型，多种抗磷脂抗体阳性，包括狼疮抗凝物2.09，抗β_2糖蛋白Ⅰ 33.98RU/ml，抗心磷脂抗体15.2LRU/ml，抗dsDNA抗体、抗可提取性核抗原抗体（ENA）、抗中性粒细胞胞浆抗体（ANCA）阴性，抗人球蛋白综合试验阳性。红细胞沉降率（ESR）92mm/h，C反应蛋白（CRP）73.40mg/L，补体C3、C4正常，IgM 3.79g/L↑，IgG、IgA正常，γ球蛋白20.8%↑。肾上腺功能评估：血清皮质醇下降（0∶00，8∶00AM，16∶00分别为：0.64μg/dl、0.55μg/dl、0.84μg/dl），血清促肾上腺皮质激素（ACTH）显著升高（0∶00，8∶00AM，16∶00分别为：108pmol/L、144pmol/L、119pmol/L），血清肾素-血管紧张素-醛固酮系统（RAAS）无异常。血尿儿茶酚氨无异常。甲状腺功能及性腺功能无异常。基于多个抗磷脂抗体阳性，进一步进行了血栓筛查，其中肺血管CT造影示右肺中叶内侧段肺动脉栓塞。下肢静脉及下肢动脉超声未见血栓；双肾静脉、肾动脉未见血栓征象。基于肾上腺占位的影像学评估：超声示双肾上限区低回声，考虑血肿。腹CT及MRI均示双肾上腺占位，血肿可能性大（左3.1cm×3.8cm，右3.7cm×2.4cm），见图2。全身PET/CT未发现恶性肿瘤征象。

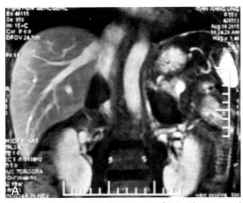
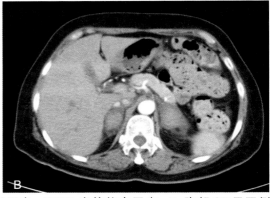

图2　A.腹部核磁提示双侧肾上腺 T2W1 低回声，T1W1 中等偏高回声。B.腹部 CT 示双侧肾上腺区不规则稍高密度影，边界模糊，CT 值为 61~65HU，增强扫描轻度强化；左侧病灶约 3.1cm×3.8cm，右侧病灶大小约 3.7cm×2.4cm

【第二次讨论】患者中年女性，有结缔组织病家族史，多系统受累，多抗体阳性，未发现肿瘤证据。基于肺栓塞、多种抗磷脂抗体阳性，符合APS。此外，患者面部红斑、血小板减低、抗人球蛋白试验阳性、蛋白尿及血尿、多浆膜腔积液、抗核抗体阳性，亦符合SLE分类标准。APTT延长、APTT纠正试验不能被纠正，提示APTT延长与狼疮抗凝血因子阳性有关，并非存在凝血因子缺乏。患者双侧肾上腺占位经核磁及CT检查证实为血肿。肾上腺出血在出血的不同时间影像学表现多样，新鲜出血CT值一般60～70HU，陈旧的30～40HU（1个月），超过1个月后CT值约20HU。本例患者双肾上腺占位性病变在CT上显示为高密度影，CT值61～65HU，增强扫描轻度强化，符合血肿表现[1、2]，且PET/CT未发现肿瘤证据，可排除肿瘤。

患者的肾上腺出血是否可用APS或者SLE解释？查阅文献，外文文献提示APS合并肾上腺受累55%为男性，平均年龄43±16岁，71%为原发性APS（PAPS），16%继发于SLE。其中肾上腺出血发生率59%，肾上腺梗死为55%。常见临床表现包括腹痛（55%）、低血压（54%）、发热（40%）、恶心（31%）、乏力（31%）和意识障碍（19%）。且肾上腺血肿常见于狼疮抗凝物（LA）阳性者，多数出现皮质醇下降伴有促肾上腺皮质激素（ACTH）升高[3]。患者入院后的肾上腺功能评估提示血清皮质醇下降，ACTH升高，支持原发性肾上腺皮质功能不全，可在一定程度上解释患者起病时的发热、头痛、腹痛症状，以及血钠减低。

　　APS以血栓为主要临床特征，为何会发生肾上腺出血呢？这与肾上腺的供血解剖有关[4]。肾上腺有三条动脉供给大量血液，经许多小分支最后汇集到皮质血管网，但只有一条中央静脉引流肾上腺，且该静脉肌层纤维束能产生较大的血流阻力。因此，任何导致肾上腺静脉压力增高的因素，都可能使易破的毛细血管超负荷，导致血管破裂出血。且肾上腺髓质可产生促进血小板凝集和血管收缩的儿茶酚胺，肾上腺静脉是体内儿茶酚胺浓度最高的地方，应激状态下强烈的血管收缩和静脉血管封闭，使静脉压力骤增而破裂出血。在易栓情况下，如抗磷脂综合征发生肾上腺静脉血栓后，可出现肾上腺梗死后出血。

　　【诊疗经过】入院后予甲强龙200mg Qd×3天后减量至40mg Qd，联合丙种球蛋白20g Qd×3天，血小板又回升至$45×10^9$/L，加用低分子肝素抗凝，环磷酰胺0.4g每2周1次输注、羟氯喹治疗。上述治疗2周后皮疹减退，腹痛缓解，血红蛋白恢复正常，血小板由开始抗凝治疗时$45×10^9$/L回升至$198×10^9$/L，APTT下降为45.5秒，D-二聚体下降为321ng/ml。复查B超及腹部CT未见肾上腺血肿进一步增大，低分子肝素续贯为华法林，甲强龙续贯为泼尼松45mg Qd出院。出院后3个月（2015年11月12日）再次出现头痛伴恶心呕吐，此时环磷酰胺累积剂量2.4g，泼尼松减量为15mg Qd，神经系统查体及头颅核磁均无异常，有低钠血症，血钠113.7mmol/L，抗心磷脂抗体、抗$β_2$糖蛋白Ⅰ抗体、狼疮抗凝血因子均阴性，D-二聚体正常，ESR及CRP恢复正常，血清皮质醇及ACTH均正常，腰穿检查送检脑脊液、头部CT及颅脑核磁未见明显异常。复查增强腹部CT示双侧肾上腺血肿较前部分吸收（图3）。纠正低钠血症并将泼尼松加量至20mg Qd后头痛、恶心、呕吐均消失，继续泼尼松联合环磷酰胺、羟氯喹治疗，建议华法林长期抗凝。

　　【第三次讨论】患者因存在SLE及APS，在抗凝的同时，还使用了糖皮质激素及免疫抑制剂。对于肾上腺血肿的治疗取决于症状、血肿大小、对肾上腺功能的影响。对于直径＜5cm、单侧、无腹痛的血肿可观察，对于双侧、直径＞5cm、有腹痛者应手术，尽可能保留肾上腺组织[5]。对于肾上腺功能不全者，部分患者需终生使用小剂量糖皮质激素维持。该患者治疗及随访过程中的关键问题之一为抗凝时机的选择。患者拟进行抗凝时存在出血风险因素，包括肾上腺出血及血小板显著下降（最低$24×10^9$/L），以当时血小板的水平，若抗凝可能导致出血包括肾上腺出血加重，但若不抗凝，可能出现新发血栓以及原有血栓如肺栓塞的进展，肾

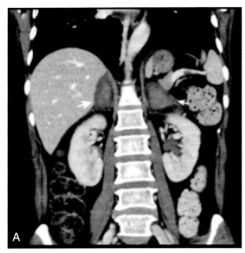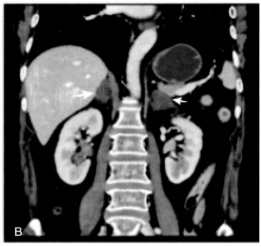

图 3　A.治疗前；B.治疗 3 个月，增强腹部 CT 示双侧肾上腺血肿较治疗前部分吸收，左侧病灶大小约 2.8cm×2.2cm，右侧病灶大小约 2.9cm×2.1cm

上腺皮质功能不全进展可出现肾上腺危象。当时笔者查阅国际上相关APS合并肾上腺出血的病例，对于应用抗凝的时机及剂量尚无统一标准。在为数不多的个案报道中，均在抗凝治疗后肾上腺血肿逐渐吸收，但文献里并未提及抗凝时的血小板水平[6,7]。对于本例患者，基于病情需要及文献资料的有限证据，我们在严密监测血象、凝血指标、肾上腺血肿变化的前提下给予糖皮质激素、丙种球蛋白治疗，先将血小板快速升至对抗凝而言相对更安全的水平（45×10⁹/L）后再开始抗凝治疗，同时加环磷酰胺、羟氯喹控制红斑狼疮。在初始抗凝期间进行肾上腺超声监测，抗凝后血肿并未进一步扩大。对于该患者在随访期间发生了头痛、恶心、呕吐，考虑是泼尼松减量过程中再次发生了肾上腺功能不全，表现为消化道症状及低钠血症。而上述症状经适当增加糖皮质激素剂量后迅速改善也支持上述考虑。

【治疗转归】出院9个月随访环磷酰胺累积6.4g，2016年5月27日复查腹部CT肾上腺血肿完全吸收（图4），抗磷脂抗体均阴性。2016年6月18日当醋酸泼尼松减至10mg Qd时，患者再次出现恶心、食欲减退，血钠降低（130mmol/L），强的松加至20mg Qd好转，后随访缓慢减量至15mg Qd维持，未再发生恶心呕吐。截至目前，该患者泼尼松已减为5mg Qd，继续羟氯喹治疗，免疫抑制剂序贯为硫唑嘌呤50mg Qd，华法林抗凝维持INR在2～3之间，病情稳定，未新发血栓事件，目前仍在随访中。

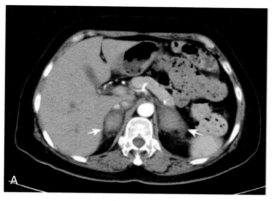

2015–8

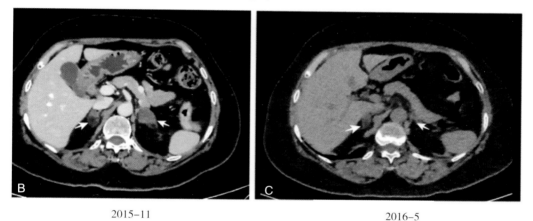

2015–11　　　　　　　　　　　　　　　　　　　2016–5

图 4　肾上腺血肿的 CT 演变

A. 患者未治疗时腹部 CT 所示肾上腺血肿；B. 治疗 3 个月后双侧肾上腺血肿较治疗前明显缩小；C. 治疗 9 个月后左肾上腺血肿基本消失，右侧肾上腺血肿明显缩小。

专家点评

　　1. 要关注常见病的少见表现：对于本病例而言，有APS的常见表现如血栓，也发生了肾上腺出血，且因肾上腺出血而导致了肾上腺皮质功能减退。

2. 要重视疾病治疗过程中的矛盾，对于有风险的治疗措施要充分权衡利弊：患者需要抗凝，但是有血小板减低及肾上腺出血为抗凝的不利因素，处理过程中医生先通过糖皮质激素及丙种球蛋白的治疗将血小板提升到对于抗凝相对安全的水平，再进行抗凝，且在抗凝的过程中密切监测有无肾上腺出血的加重。而临床中类似场景很多，比如APS的患者存在消化道出血、脑出血，存在感染的患者需使用大剂量糖皮质激素冲击治疗等，针对类似情况，应该充分权衡获益及风险，尽可能为重要的治疗措施创造有利的条件。

3. 要重视随访和疗效评估：本例患者在随访过程中激素减量后多次出现肾上腺皮质功能不全的表现，在肾上腺血肿吸收、强的松减量至10mg Qd后仍出现肾上腺功能不全表现，医生需要及时评估并进行相关鉴别诊断，事实证明，本例患者不适宜完全停用糖皮质激素。

参考文献

[1] Surga N, Makdassi R, Choukroun G, et al. Adrenal hemorrhage acutised by adrenocorticotropin hormone [J]. Prog Urol,2010, 20(6):425-429.

[2] Beltran S, Makdassi R, Robert F, et al. Inaugural unilateral adrenal hematoma of anantiphospholipid syndrome[J]. Presse Med, 2004,33(6):385-388.

[3] Espinosa, G. Santos E, Cervera R, et al. Adrenal involvement in the antiphospholipid syndrome: clinical and immunologic characteristics of 86 patients[J]. Medicine (Baltimore),2003,82(2):106-118.

[4] Presotto F, Fornasini F, Betterle C, et al. Acute adrenal failure as the heralding symptom of primary antiphospholipid syndrome: report of a case and review of the literature[J]. Eur J Endocrinol,2005,153(4):507-514.

[5] Ruiz-Irastorza G, Cuadrado MJ, Ruiz-Arruza I, et al. Evidence-based recommendations for the prevention and long-term management of thrombosis in antiphospholipid antibody-positive patients: report of a task force at the 13th International Congress on antiphospholipid antibodies[J], Lupus,2011,20(2):206-218.

[6] Gerner P, Heldmann M, Borusiak P, et al. Adrenal failure followed by status epilepticus and hemolytic anemia in primary antiphospholipid syndrome[J].Thromb J, 2005,3(1):6.

[7] Heller T, Bergholtz M, Martin F, et al. Bilateral adrenal hemorrhage occurring two times in primary antiphospholipid syndrome (APS). Anticoagulation as treatment of hemorrhage[J],Dtsch Med Wochenschr, 2002,127(33):1695-1698.

关节痛 - 胸痛、憋气 - 咯血

王　孜[1]　赵久良[2]　陈　华[2]　马国涛[3]　邵　池[4]

赖晋智[5]　程　卫[6]　刘金晶[2]

单位：1. 中国医学科学院北京协和医院血液科

2. 中国医学科学院北京协和医院风湿免疫科

3. 中国医学科学院北京协和医院心外科

4. 中国医学科学院北京协和医院呼吸科

5. 中国医学科学院北京协和医院心内科

6. 中国医学科学院北京协和医院重症医学科

【导语】心腔内血栓形成是系统性红斑狼疮（SLE）相关抗磷脂综合征（APS）的罕见并发症，治疗难度极大。本文报道了1例系统性红斑狼疮合并心内血栓、肺栓塞的病例，病情复杂，猝死风险高。血栓和出血状态下的抗凝选择、感染状态下的原发病评估和治疗均较为棘手。经过多学科会诊，在内科积极治疗的基础上，创造手术条件并选择恰当时机完成手术治疗，患者的病情得到有效控制。

【主诉】患者女性，30岁，因"关节痛8年余，间断胸痛、憋气2年余，咯血2周"于2018年1月11日收入北京协和医院风湿免疫科。

【现病史】患者2009年出现多关节肿痛、口腔溃疡、光过敏，查抗核抗体（ANA）、抗双链DNA（dsDNA）抗体、抗Sm抗体、抗β_2糖蛋白Ⅰ（β_2GPⅠ）抗体、狼疮抗凝物（LA）阳性。诊断SLE，予泼尼松、甲氨蝶呤、羟氯喹治疗症状消退。2013年起监测抗dsDNA抗体持续大于800U/ml，补体C3持续偏低，出现蛋白尿（24小时尿蛋白0.83g），无低白蛋白血症。2014年加用他克莫司1mg 3次/日，但SLE活动度改善不明显。2015年患者出现胸痛，伴活动后憋气，外院心脏超声提示肺高血压（估测肺动脉收缩压60mmHg），二尖瓣中度返流，Libman-Sacks心内膜炎。予糖皮质激素静脉输液共10天（具体不详），序贯甲泼尼龙8mg 1次/日，利尿、强心治疗，症状好转。2017年患者妊娠3个月时再次感胸痛、活动后憋气，予利尿、强心治疗，维持甲泼尼龙8mg 1次/日，他克莫司1mg 3次/日。查心脏超声估测肺动脉收缩压102mmHg，加用他达拉非10mg qd。孕34^{+3}周行剖宫产诞一男婴，过程顺利。产后甲泼尼龙加量至20mg 1次/日，每月减量2mg，至12mg 1次/日维持，波生坦62.5mg 2次/日，活动耐量正常。2017年9月我院行右心漂浮导管检查：反复尝试肺动脉楔压嵌顿失败，肺动脉压（PAP）61/27（41）mmHg，中心静脉压（CVP）5mmHg，心输出量（CO）4.1L/min，心指数（CI）2.53L/（min·m^2），系统血管阻力（SVR）1463DS/cm^5，肺血管阻力（PVR）605DS/cm^5。2017年11月29日在外院复查心脏超声：左房、右心增大，二尖瓣瓣叶及瓣环钙化并中度狭窄、中度关闭不全，三尖瓣中度关闭不全，估测肺动脉收缩压47mmHg，上腔静脉及右房血栓，左室射血分数70%，加用华法林抗凝，监测国际标准化比值（INR）持续＜2，未调整剂量。同期他克莫司加量至2mg 2次/日，及环磷酰胺静脉注射累积1.6g。2017年12月29日患者突发右侧胸痛、活动后憋气，伴咯血、寒战、高热，外院查血红蛋白99g/L，肌酐129μmol/L，予莫西沙星、阿奇霉素抗感染，体温恢复正常。但血红蛋白持续下降至75g/L，INR 4.62，立即停用华法林，转诊我院。查血常规：白细胞17.97×10^9/L，中性粒细胞92.5%，血红蛋白60g/L，平均红细胞体积82.3fl，血小板233×10^9/L；尿常规：蛋白微量；粪潜血阴性；生化：白蛋白28g/L，尿素氮24.53mmol/L，肌酐232μmol/L，血钾5.2mmol/L；心肌酶：阴性；B型钠尿肽297ng/L；超敏C反应蛋白140.8mg/L，血沉＞140mm/h；补体C3 0.685g/L，抗dsDNA抗体609U/ml；凝血：凝血酶原时间30.7秒，INR 2.51，活化部分凝血活酶时间45.6秒，纤维蛋白原7.12g/L，D-二聚体6.27mg/L；血气（未吸氧）：pH 7.439，氧分压65mmHg，二氧化碳分压31.4mmHg，碳酸氢根20.9mmol/L。胸片提示右侧大量胸腔积液，纵隔左偏。2018年1月23日行胸腔穿刺置管，共引流胸水3600ml，胸水化验提示为渗出液，单个核细胞为主，病原学检查阴性。胸部CT（图1）提示右肺下叶实变。心脏超声：右房条状血栓，44mm×14mm，附着于上腔静脉，延伸至三尖瓣，部分舒张期通过三尖瓣口；左室短轴"D"字型；估测肺动脉收缩压53mmHg；三尖瓣中度关闭不全，二尖瓣中度狭窄伴中度关闭不全。

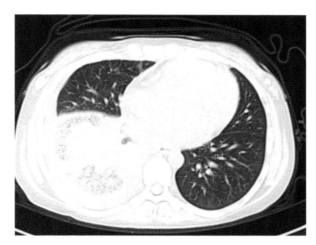

图 1　患者 2018 年 1 月 10 日肺部 CT 可见右肺下叶实变

【既往史】2013年曾输注血浆，阿莫西林过敏。

【个人、婚育、家族史】适龄婚育，孕2产1，2015年意外妊娠，药物流产。2017年剖宫产娩1子，体健。一姑姑患SLE。

【入院查体】体温36.5℃，呼吸30次/分，脉搏110次/分，血压93/53mmHg，血氧饱和度93%；贫血貌，右肺呼吸音低，左肺呼吸音清，未闻及干湿啰音及胸膜摩擦音，二尖瓣区可闻及III级收缩期杂音，肺动脉瓣区$P_2 > A_2$，腹软，肝脾肋下未及，双下肢无水肿。

【第一次讨论】

患者青年女性，病史8年，病初表现为多关节肿痛、口腔溃疡、光过敏、蛋白尿，ANA、抗dsDNA、抗Sm等多个自身抗体高滴度阳性，低补体血症，符合2012系统性红斑狼疮国际临床协作组（SLICC）制定的SLE分类标准，SLE、狼疮肾炎明确。长期小剂量激素维持联合他克莫司治疗，但病情活动度控制不佳。疾病第二阶段出现胸痛、气短，检查证实二尖瓣受累、肺高血压（PH）。近半年加用肺动脉高压（PAH）靶向治疗，虽活动耐量正常，但病情进展。1个月余前发现上腔静脉和心房血栓，抗凝治疗不规范。近2周胸痛、咯血、呼吸困难三联征，伴高热，CT表现为右下肺实变，高度怀疑肺栓塞。血红蛋白持续下降，华法林过量，应警惕肺梗死继发肺出血。结合病史中Libman-Sacks心内膜炎，上腔静脉及右心房血栓形成，LA阳性，APS明确，病情活动，应尽快完善CT肺动脉造影以明确肺栓塞，但患者存在肾功能不全，须警惕造影剂加重肾损伤。既往狼疮肾炎，近期肾功能恶化，需鉴别发热、出血等肾前性因素；结合其抗dsDNA抗体高滴度阳性、补体减低，持续蛋白尿，考虑狼疮肾炎活动可能；此外，应警惕肾血管血栓、药物性肾损伤。需纠正容量不足等可逆因素，停用他克莫司等肾毒性药物。新发胸腔积液为渗出液，与肺梗死同侧，需鉴别肺炎旁胸腔积液和狼疮胸膜炎。患者呼吸困难亦与胸水压迫相关，应积极引流缓解症状。

综上，虽不能除外感染因素，但SLE活动，应在经验性抗感染条件下加强原发病治疗。当前上腔静脉和心房血栓、肺梗死和出血是并发症处理的焦点，APS重要脏器血栓是抗凝的绝对指征，虽然肺出血、肾功能不全为足量抗凝相对禁忌，但患者血栓猝死风险极高，仍需在密切监测下进行抗凝，首选普通肝素，警惕大出血。巨大血栓恐难以通过短期抗凝消除，需手术取栓。心外科认为患者慢性二尖瓣中度狭窄合并关闭不全，中度三尖瓣关闭不全，右心房及上腔静脉血栓形成，手术指征明确。但患者一般情况较差，原发病活动，合并感染，围手术期风险极高。因此首先内科治疗，同时积极完善CT肺动脉造影、肺功能检查等术前准备，必要时手术取栓。

【诊疗经过】完善四肢深静脉、肾静脉彩超：未见血栓。肾动脉彩超：肾内段血流稍稀疏。CT肺动脉造影：右下叶肺动脉、双侧肺动脉分支多发栓塞（图2）。

呼吸系统方面，予普通肝素持续静脉泵入，目标活化部分凝血活酶时间50～70秒。行胸腔穿刺置管引流黄色浑浊胸水3000ml，病原学检查均为阴性。厄他培南+莫西沙星经验性抗感染。

针对原发病，甲泼尼龙40mg静脉输注1次/日，继续波生坦及他达拉非治疗肺高压。停用他克莫司、环磷酰胺，保证入量，监测血肌酐230→106μmol/L。患者体温恢复正常，憋气较前略好转，仍有咯血，3～5次/日，输注成分血，血红蛋白稳定于75g/L左右。2018年1月30日复查心脏超声：右房条状占位，32mm×18mm，另可见多个中强回声，活动度大，13mm×16mm；估测肺动脉收缩压66mmHg；二尖瓣重度狭窄伴重度关闭不全；重度三尖瓣关闭不全；少量心包积液，脏壁层心包略有粘连。复查胸部CT：少量胸腔积液，右下肺实变较前略吸收。

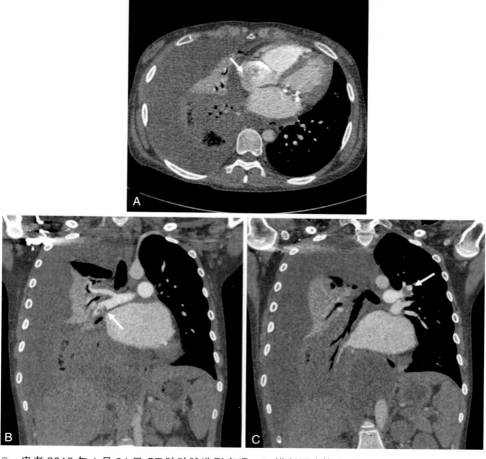

图2　患者2018年1月24日CT肺动脉造影表现。A.横断面（箭头所示为右心房内充盈缺损）；B、C.冠状面（箭头所示为肺动脉多发充盈缺损）

【第二次讨论】

患者抗感染治疗有效，肾功能好转，胸腔积液未再发，SLE其他脏器损伤无加重，原发病得到控制。右心房血栓、双肺多发肺栓塞明确，右房内占位经过积极抗凝治疗后未缩小，多发血栓，极不稳定，血栓脱落再发肺栓塞、猝死风险极高，手术指征明确，且瓣膜病变亦存在确切手术指征。血栓尚未阻塞肺动脉主干及左右分支，无绝对手术禁忌，可开胸手术取栓及治疗瓣膜病变。手术风险极大，需多学科密切协作。考虑手术应激可能诱发SLE活动，围术期维持甲泼尼龙

40mg静脉输注1次/日，密切监测SLE活动性指标。APS患者创伤诱发血栓风险高，术后患者高凝状态，应持续抗凝治疗，权衡出血风险。警惕合并感染、心功能不全等并发症。

【诊疗经过】患者2018年2月6日于全麻低温体外循环下行二尖瓣置换术+三尖瓣成形术+上腔静脉右心房及肺动脉血栓取出术，术中予甲泼尼龙2g行重要器官保护，手术过程顺利。病理：心肌、二尖瓣及血管纤维组织呈慢性炎，可见钙化。术后继续抗凝、抗感染及激素治疗，继续波生坦治疗PAH，停用他达拉非。患者恢复良好。复查心脏超声：左室射血分数64%，二尖瓣人工机械瓣置换术后，三尖瓣成形术后，轻度三尖瓣关闭不全，瓣膜功能正常，左房增大。术后激素规律减量，加用环磷酰胺，序贯华法林抗凝，INR目标值2.5～3.0。患者顺利出院。

【第三次讨论】

患者青年女性、SLE、PH、APS，本次心房血栓、肺栓塞，合并肺出血、感染，在内科加强原发病、抗感染、抗凝治疗的基础上，外科行血栓清除及瓣膜置换术。患者病情危重复杂，诊治过程中并发症频发，治疗方案矛盾重重。经过多学科讨论协作，最终患者转危为安。

患者的血栓事件为右心房血栓形成、肺栓塞。SLE是APS最常见的原因，其中抗磷脂抗体（aPL）阳性患者相对于aPL阴性的患者有更高的血栓、瓣膜病变风险[1]。此外，SLE本身的慢性炎症状态也增加了血栓风险。急性肺栓塞是APS最常见的肺部表现，约9%的APS患者以急性肺栓塞为首发症状，而近14%～39%的APS患者在病程中出现急性肺栓塞事件，高达50%的APS患者可存在深静脉血栓[2]。APS的急性肺栓塞治疗原则大致同其他急性肺栓塞，需启动抗凝，或溶栓治疗。鉴于APS患者血栓复发风险高，指南推荐长期抗凝治疗[3]。心腔内血栓形成是APS的罕见并发症，其病生理机制尚不明确，心内膜与循环aPL抗体的相互作用可能扰乱血栓形成与纤溶之间的平衡，特别是在血流不稳定或瓣膜功能障碍时，可导致心腔内血栓形成。心腔内血栓可见于任何一个心腔，最常见于右心房[4]。发生肺栓塞者多合并右心系统血栓形成，与本例一致。既往报道的心腔内血栓治疗方法包括延长肝素抗凝、溶栓、高强度华法林抗凝、手术取栓等，但治疗手段需个体化。通常认为，当心腔内血栓大、形状不规则易脱落时，再发肺栓塞风险极高；且伴有钙化的机化血栓部分脱落后，可形成后续血栓沉积的核心，导致血栓复发；此时更倾向于手术切除[5, 6]。此外，联合大剂量激素、抗凝治疗可有效减少血栓风险，提高生存率[7]。患者心房内血栓脱落风险高，故应尽早加用全身抗凝治疗，因存在肾功能不全和肺出血，抗凝方案的制定非常棘手。综合权衡后选择普通肝素而非低分子肝素，具体考虑如下：（1）普通肝素抗凝效力易于监测；（2）肾功能不全影响低分子肝素的代谢，出血风险高；（3）尽管普通肝素和低分子肝素均可通过鱼精蛋白拮抗，但普通肝素半衰期较短，发生出血时可及时逆转。本例患者予以全身、足量抗凝后临床症状缓解不佳、右房血栓未缩小，且合并严重瓣膜病变，故选择开胸手术取栓+二尖瓣置换+三尖瓣成形。瓣膜置换术后，结合APS重要脏器血栓栓塞史，选择华法林长期抗凝[8]。

患者另一大威胁生命的并发症为PH。文献报道SLE患者PH的患病率为0.5%～17.5%，在结缔组织病中仅次于系统性硬化症。内皮素-1和血栓素A2等血管活性调节因子的失衡导致缺氧、血管重建、胶原沉积，进而出现PAH[9]。结合心脏超声估测肺动脉收缩压与右心漂浮导管测定平均肺动脉压数据，本例患者PH诊断明确，虽无肺毛细血管楔压数据，仍考虑结缔组织病相关PAH（I型PH）可能，并加用靶向治疗；但患者二尖瓣病变突出，不除外合并II型PH。妊娠期性激素变化及血容量增加可导致PAH加重，指南建议PAH患者严格避孕，患者仍坚持冒险妊娠，并在孕期出现了病情加重。虽产后病情一度好转，但近期再次加重，结合治疗反应，考虑PH加重与SLE活动、瓣膜病变加重、栓塞事件均可能相关。

原发病控制、脏器功能稳定即为良好手术时机。通过多科密切协作，患者在恰当时机完成了手术，PH得以治愈。术中所见及病理表现证实了先前的推测，即SLE相关APS，心脏瓣膜、心内膜受累，血栓形成。

【治疗转归】患者规律随访，无新发不适。环磷酰胺1年后因停经停用，更换为吗替麦考酚酯。鉴于第15届抗磷脂抗体国际大会提出mTOR抑制剂可能使APS患者获益[3]，因此加用西罗莫司治疗1mg/d，于2021年停用。目前服用甲泼尼龙6mg 1次/日，吗替麦考酚酯0.75g/d，羟氯喹，维持华法林抗凝。2023年3月CT肺动脉造影未见肺栓塞，主肺动脉增宽同前无变化，术后改变。2023年9月末次随访，监测抗dsDNA阴性，补体正常范围，aPL均阴性，INR 2～3，N末端B型钠尿肽原正常范围，24小时尿蛋白＜0.5g，心脏彩超各房室内径正常，瓣膜功能正常。

专家点评

这是一例SLE合并心内血栓、严重肺栓塞的青年女性。患者在病程早期因胸痛憋气发现PH，并据此加强SLE治疗。对于APL阳性SLE，尤其需要警惕血管炎性改变和血栓性病变。该患者有多种血栓高危因素，包括APL阳性、心内膜赘生物等，在PH发病初期的症状也不排除肺栓塞可能。血栓性病变的特殊之处在于对激素等抗炎免疫抑制治疗效果较差，而主要依赖抗凝、溶栓治疗。如早期发现血栓和规律抗凝治疗，有望避免严重血栓并发症。因此，对于有血栓高危因素的SLE患者，应重视筛查血栓，及时、规范抗凝。本例患者病情复杂，猝死风险高，入院初期血栓和出血状态下的抗凝选择、感染状态下的原发病评估和治疗均较为棘手。经过多科会诊，针对危及生命的主要矛盾——血栓，通过积极内科治疗创造手术条件，在恰当时机完成手术，病情得到控制，整个治疗过程充分体现了多科协作的重要性。

参考文献

[1] Unlu O, Zuily S, Erkan D. The clinical significance of antiphospholipid antibodies in systemic lupus erythematosus[J]. Eur J Rheumatol, 2016,3:75–84.

[2] Kanakis MA, Kapsimali V, Vaiopoulos AG, et al. The lung in the spectrum of antiphospholipid syndrome[J]. Clin Exp Rheumatol, 2013,31:452–457.

[3] Tektonidou MG, Andreoli L, Limper M, et al. EULAR recommendations for the management of antiphospholipid syndrome in adults[J]. Ann Rheum Dis, 2019,78:1296–304.

[4] Dhibar DP, Sahu KK, Varma SC, et al. Intra-cardiac thrombus in antiphospholipid antibody syndrome: An unusual cause of fever of unknown origin with review of literature[J]. J Cardiol Cases, 2016,14:153–156.

[5] Khalid U, Hirudayaraj P, Lakkis N, et al. Left atrial thrombus mimicking a myxoma in a patient with systemic lupus erythematosus[J]. Hell J Cardiol HJC Hell Kardiologike Epitheorese, 2014,55:167–170.

[6] Cianciulli TF, Saccheri MC, Redruello HJ, et al. Right atrial thrombus mimicking myxoma with pulmonary embolism in a patient with systemic lupus erythematosus and secondary antiphospholipid syndrome[J]. Tex Heart Inst J, 2008,35:454–457.

[7]　Zahid H, Hassan S, Gul S, et al. Co-existing bilateral pulmonary embolism and intra-cardiac mass: a case of catastrophic antiphospholipid syndrome-like disease[J]. Cureus, 2018,10:e3438.

[8]　Uthman I, Noureldine MHA, Ruiz-Irastorza G, et al. Management of antiphospholipid syndrome[J]. Ann Rheum Dis, 2019,78:155–161.

[9]　Lai Y-C, Potoka KC, Champion HC, et al. Pulmonary arterial hypertension: the clinical syndrome[J]. Circ Res, 2014,115:115–130.

发热－肌痛－水肿

李嗣钊　卢　昕

单位：中日友好医院风湿免疫科

【导语】骨骼肌单器官血管炎是指血管炎症局限于骨骼肌组织附属中－小血管的临床病理过程。本文报道了1例骨骼肌血管炎，以发热、下肢疼痛伴水肿为主要表现，辅助检查提示炎症指标明显升高，以肌痛为切入点进行诊断和鉴别诊断，通过肌肉磁共振检查明确肌肉组织为病变部位，通过肌肉活检明确病变性质为肌肉组织附属中－小血管炎。糖皮质激素联合免疫抑制剂治疗有效。全面的系统筛查和长期随访排除系统性血管炎肌肉受累，最终确诊为骨骼肌单器官血管炎。

【主诉】患者男，70岁，因"间断发热3周，下肢疼痛伴水肿10天"于2017年2月25日入院。

【现病史】3周前患者无诱因出现间断发热，体温高峰39.0℃多出现于夜间，伴咽痛、盗汗，我院发热门诊就诊，查体见咽部充血，双侧扁桃体Ⅱ度肿大，血常规：WBC 10.41×10^9/L，Neut 8.55×10^9/L，Lyn 0.78×10^9/L，快速CRP 36.1mg/L，PCT＜0.5ng/ml，诊断感染性发热，予头孢西丁静点3天，咽痛、发热均减轻。10天前，患者无明显诱因出现双小腿肌肉疼痛并迅速蔓延至整个下肢，久站、长距离行走可诱发、加重疼痛。我科门诊查抗核抗体（ANA）谱、抗中性粒细胞胞浆抗体（ANCA）、抗环状瓜氨酸多肽抗体、抗角蛋白抗体（AKA）及抗核周因子抗体（APF）均阴性。6天前，患者再次出现发热，双下肢肌肉疼痛明显加重，无法独自站立、行走，同时出现双下肢对称性、可凹性水肿，就诊于外院，查血常规：WBC 10.37×10^9/L，Neut 76.3%，Lyn 12.3%，红细胞沉降率（ESR）101mm/

h，C反应蛋白（CRP）189mg/L。小腿核磁共振成像（MRI）提示双侧小腿大部分肌群、肌间隙及肌间膜异常信号，考虑广泛水肿。头MRI提示双侧脑室旁、额顶叶少量白质病变，鼻窦黏膜稍厚，双上颌窦、筛窦及额窦多发囊肿可能，双上颌窦积液。仍考虑感染性发热，予头孢哌酮舒巴坦钠 1.5g 静点 1次/12小时，连续3天，症状无改善，遂入我科。

【既往史】冠心病病史20年，冠心病二级预防治疗。

【个人、婚育、家族史】退休职工，吸烟50年，约30支/天；家族史无特殊。

【入院查体】体温：37.5℃，心率 92次/分，血压130/85mmHg。未见皮疹，未触及肿大浅表淋巴结，心、肺、腹查体无特殊。颞浅动脉搏动正常，无凸出、迂曲；颈部、胸、腹及腰背部均未闻及血管杂音；双桡动脉、足背动脉搏动正常；双下肢对称性、可凹性水肿。因站立、行走致下肢疼痛加重而无法配合步态检查，四肢肌力、肌张力正常，腓肠肌无压痛。踝背屈、足内翻可诱发小腿肌肉疼痛。

【第一次讨论】

该患者为老年男性，亚急性起病，主要症状是肌痛，具体表现为下肢疼痛伴肿胀，以小腿后群肌肉为著，主要伴随症状是发热，没有皮疹、腹痛、睾丸痛、肢体麻木无力、新发高血压、干咳气促、少尿、尿中泡沫增多及提示眼耳鼻喉受累的表现。发病前有比较明确的上呼吸道感染病史。辅助检查见非特异炎症性指标升高，自身抗体阴性，头MRI未见梗死、出血。下肢肌肉MRI提示肌肉内水肿样异常信号。诊断及鉴别诊断考虑如下。（1）病毒性肌炎：急性病毒感染引发肌肉症状，可与病毒感染症状同时出现，也可先后出现。轻症表现为轻中度肌痛和肌肉压痛，背部和下肢最常见，呈自限性；重症表现为弥漫性肌痛，呼吸肌无力，横纹肌溶解。患者发生肌痛前10天有明确上呼吸道感染过程，诊断考虑病毒性肌炎可能，但该病尚无法解释患者全貌。首先，静息状态肌痛不明显，站立、行走可诱发严重肌痛，上述动作终止后肌痛可以缓解，此表现类似下肢间歇跛行，提示下肢动脉病变；其次，肌痛不具自限性特征，肌痛逐渐加重并且出现发热、炎症指标明显升高；最后，肌肉MRI的T2加权脂肪抑制像可见肌肉内多发边缘呈棉絮样、与周围肌肉组织分界不清的条纹状、分枝状高信号，此表现少见，需要明确其临床意义。（2）结节性多动脉炎（polyarteritis nodosa，PAN）：PAN是一种主要累及中小动脉的系统性血管炎（systemic vasculitis，SV），其肌痛的发生率为30%～59%，肌肉病理检查显示肌束间质中-小动脉壁炎细胞浸润伴纤维素性坏死，多有肾动脉、腹腔动脉、皮肤以及周围神经病等肌肉外组织/器官受累表现，部分PAN患者合并乙肝病毒（HBV）感染。本例患者暂未发现肌肉外组织/器官受累以及HBV感染，可进一步筛查。（3）风湿性多肌痛（polymyalgia rheumatic，PMR）：PMR是一种以颈部、肩胛带和骨盆带肌肉疼痛、胶着感和活动受限，伴/不伴发热等全身表现的自身炎症性疾病，PMR肌痛范围更广，常同时累及颈部、双肩、双髋部中的至少两处，且有明显晨僵，而本例患者肌痛局限于双下肢，无晨僵，站立、行走导致肌痛加重。可完善髋部MRI检查明确有无髋关节滑膜炎和/或转子滑囊炎。（4）多发性肌炎（polymyositis，PM）/皮肌炎（dermatomyositis，DM）：PM/DM是一组以特征性皮疹、四肢近端肌无力、肌痛伴/不伴肌肉外组织/器官表现，可出现血清CK升高，肌炎特异性抗体（myositis specific antibodies，MSAs）、肌炎相关抗体（myositis associated antibodies，MAAs）阳性的自身免疫性疾病。本例患者与PM/DM不同，其站立、行走困难的原因不是肌无力，而是上述动作诱发的肌痛，血清CK正常，MSAs/MAAs均阴性，支持点不多，进一步鉴别可完善肌活检肌肉病理检查。

【诊疗经过】患者收入中日友好医院风湿免疫科病房后，因发热、肌痛，间断予洛索洛芬钠 30mg prn，用药后患者体温可下降至正常并维持4～6小时，体温正常时自觉下肢疼痛亦减轻，但体温再次升高时，下肢疼痛亦加重。完善血常规：WBC 10.41×10^9/L，Hb 94g/L，Plt 496×10^9/L，尿常规、尿沉渣正常，肝肾功、心肌酶谱正常，肿瘤标志物正常，甲功五项正常，ESR 104mm/h、CRP 19.6mg/dl，血清铁蛋白546ng/ml，肌炎抗体谱阴性，血清IgG4 正常，布氏杆菌凝集试验、G试验、GM试验、TORCH-IgM、EBV核酸、CMV核酸、T-SPOT以及3次血培养（需氧+厌氧）均阴性。浅表淋巴结超声未见异常肿大淋巴结，甲状腺、前列腺超声未见占位病变，胸腹盆腔CT未见感染及肿瘤征象。骨髓细胞分类：感染骨髓象。颞浅动脉、颈动脉、锁骨下动脉、肾动脉及四肢动脉彩超和腹主动脉+肠系膜动脉CTA均未发现动脉炎征象。心脏彩超：左房增大、主动脉瓣硬化、二尖瓣反流（轻度）。双下肢深静脉彩超：双下肢深静脉血流通畅。肌电图：未见肯定肌原性和神经源性损害。四肢肌肉MRI：双侧竖脊肌、臀肌及双侧股骨、小腿肌群广泛渗出灶，符合肌炎改变（图1A）。

入院第6天开始规律予洛索洛芬钠 30mg 1次/8小时，发热间隔逐渐延长，体温高峰逐渐下降，下肢疼痛、水肿亦逐渐减轻。行左侧腓肠肌活检，肌肉病理提示肌束内肌细胞大小不等，散在小角形萎缩，肌内膜少量炎细胞浸润，肌束膜小动脉管壁炎细胞浸润，血管内皮肿胀，管腔闭塞，肌细胞间结缔组织无增生（图1B，1C）。免疫组化染色：肌细胞膜MHC-I分子阴性（图1D），肌束膜血管和血管周围CD4+、CD68+细胞浸润（图1E，1F）。

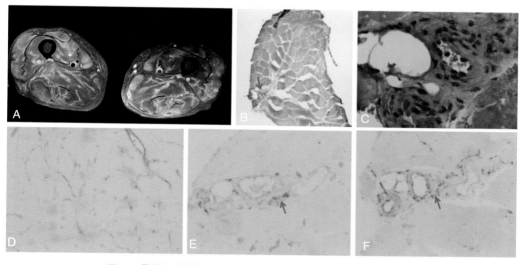

图1　骨骼肌单器官血管炎患者大腿磁共振成像和肌肉病理

A. 磁共振成像 T2 加权光谱衰减反转恢复像（双侧，轴位）见肌肉内边界不清的分支状高信号（如箭所示）。B. 活动性血管炎，肌束内肌细胞大小不等（HE 染色 ×40）。箭所指为活动性血管炎。C. 肌束膜内小动脉壁炎细胞浸润、结构破坏，未见纤维素性坏死（图1B 局部放大，HE 染色 ×200）。D. 免疫组化染色：肌细胞膜 MHC-I 分子阴性（免疫组织化学染色 ×40）。E. 肌束膜血管和血管周围 CD4+ 细胞浸润（免疫组织化学染色 ×40）。F. 肌束膜血管和血管周围 CD68+ 细胞浸润（免疫组织化学染色 ×40）

【第二次讨论】患者入院筛查未发现感染灶、占位性病变，肌肉病理提示肌束膜内小动脉壁及小动脉周围炎细胞浸润，符合骨骼肌血管炎（skeletal muscle vasculitis，SMV）诊断[1]。SMV既可以是SV侵犯肌肉，也可以是局限于骨骼肌的单器官血管炎（single organ vasculitis，SOV）[2]。我们参照2012年Chapel Hill会议（CHCC2012）修订血管炎命名体系关于SOV的定义，将血管炎症局限于骨骼肌组织附属中-小血管为特征的临床病理过程定义为骨骼肌单器官血管炎（single-organ skeletal muscle vasculitis，SoSMV）[3]。Golding于1970年在BMJ杂志上报告3例表现为下肢疼痛的结节性多动脉炎（polyarteritis nodosa，PAN）病例[4]，其中1例经腓肠肌活检确诊的患者在之后4年随访中仅表现为反复出现的小腿肌肉疼痛而无肌肉外组织/器官受累表现，这也是文献中可追溯到的最早且证据充分的SoSMV病例。对SoSMV的认识始于PAN肌肉受累，因此早期关于SoSMV的国外文献使用局限于腓肠肌的PAN、肌肉PAN等名词[5, 6]。

SoSMV尚无统一的诊断标准。依据2012CHCC关于SOV的定义，诊断SoSMV需要满足：（1）具备SMV病理特征；（2）基线筛查及至少6个月的随访未发现血管炎侵犯肌肉外器官/系统证据[7]。同时排除药物、感染、肿瘤、SV、特发性炎性肌病（IIM）及其他结缔组织病（如系统性红斑狼疮、类风湿关节炎、IgG4相关疾病等）相关SMV。我们通过全面的基线评估，未发现血管炎侵犯肌肉外组织/器官证据以及其他提示潜在SV的异常，如ANCA阳性、HBsAg阳性等，故拟诊SoSMV。

【治疗转归】患者拟诊SoSMV，予甲泼尼龙24mg 1次/日，甲氨蝶呤（MTX）10mg 1次/周。治疗3天后，患者未再出现发热，下肢肌肉疼痛、水肿均明显减轻，可稍事站立和病区内行走，复查CRP 6.5mg/dl，ESR 57mm/h。治疗2周后患者全部症状均完全缓解，复查CRP 0.876mg/dl，ESR 23mm/h，甲泼尼龙逐渐减量至4mg qd并维持半年，停用甲泼尼龙后继续口服MTX维持治疗半年后逐渐减量至停药。患者停药后规律门诊随诊，至今已持续随访7年，病情稳定，进一步排除SV，可以确诊SoSMV。

专家点评

对于下肢肌痛、肿胀、压痛伴/不伴发热、CK不高、炎症指标高的患者应考虑SoSMV可能，肌肉MRI可为诊断提供重要线索，肌肉病理发现肌间中-小血管炎，同时基线筛查和持续半年以上随访进一步排除SV后可诊断SoSMV。通过临床、肌肉MRI以及肌肉病理的有机结合，我们陆续诊断近20例SoSMV。虽然关于SoSMV是否只是SV的肌肉受累，学术界仍存在争论。随着病例数逐渐增加，总结二者在临床、肌肉影像及肌肉病理上的区别，有助于我们提高对SoSMV和SV肌肉受累的认识。

参考文献

[1] Prayson RA. Skeletal muscle vasculitis exclusive of inflammatory myopathic conditions: a clinicopathologic study of 40 patients[J]. Hum Pathol, 2002, 33:989-995.

[2] Lie JT. Systemic and isolated vasculitis. A rational approach to classification and pathologic diagnosis[J]. Pathol Annu, 1989, 24 Pt 1:25-114.

[3] Jennette JC, Falk RJ, Bacon PA, et al. 2012 revised International Chapel Hill Consensus Conference Nomenclature of Vasculitides[J]. Arthritis Rheum, 2013, 65:1-11.

[4] DN. G. Polyarteritis presenting with leg pains[J]. Br Med J, 1970,1(5691):277-278.

[5] Kamimura T, Hatakeyama M, Torigoe K, et al. Muscular polyarteritis nodosa as a cause of fever of undetermined origin: a case report and review of the literature[J]. Rheumatol Int. 2005;25:394-397.

[6] Nakamura T, Tomoda K, Yamamura Y, et al. Polyarteritis nodosa limited to calf muscles: a case report and review of the literature[J]. Clin Rheumatol, 2003,22:149-153.

[7] Hernandez-Rodriguez J, Hoffman GS. Updating single-organ vasculitis[J]. Curr Opin Rheumatol, 2012, 24:38-45.

关节伸侧皮疹 - 感觉异常 - 新发高血压和糖尿病

陈　达[1,2]　刘燕鹰[1,3]

单位：1. 北京大学人民医院风湿免疫科
　　　2. 福建省立医院风湿免疫科
　　　3. 北京友谊医院风湿免疫科

【导语】一例以"双下肢水肿、关节伸侧皮疹、感觉异常、乏力"为主要临床表现的青年女性，病程中一度误诊为皮肌炎，予利尿、中药等治疗效果不佳。就诊我院后，经过仔细询问病史和认真查体后，发现患者皮疹不典型，无明显肌痛，肌酸激酶升高不明显，皮肌炎难以解释患者感觉异常、新发高血压和糖尿病。且入院后多次查血钾明显降低，我们以高血压、低血钾为鉴别诊断切入点，考虑为皮质醇增多所致的全身多系统受累，最终经病理证实，该患者是副神经节瘤导致的异位促肾上腺皮质激素（ACTH）综合征，手术切除肿瘤后效果非常理想。该病例提醒风湿科医生遇到风湿病不能解释患者全貌时，需重新审视病例，多学科合作，抽丝剥茧，修正诊断。

【主诉】患者女，43岁，因"双下肢水肿、周身乏力、感觉异常伴皮疹1个月余"于2017年7月4日入院。

【现病史】患者1个月余前无明显诱因出现双下肢水肿，右侧为著，伴周身乏力，严重时行走、起床、翻身困难，并逐渐出现腹胀、面部水肿，无尿量减少及尿中泡沫增多。伴味觉减退、手足和面部麻木及刺痛、视物模糊、幻听、幻视。伴口眼干，进干食需水送服，哭时有泪，无牙齿片状脱落，无腮腺肿胀。上述症状进行性加重。同时出现双手第2～5近端指间关节伸侧、双手远端指间关节伸侧、右手掌指关节伸侧及颈肩部褐色皮疹，双肘内侧成片瘀斑。偶有心悸，无发热、咳嗽、咳痰、胸痛、胸闷，无腹痛、腹泻、恶心、呕吐，无大便颜色变化、无牙龈出血、便血、肉眼血尿，无口腔溃疡、光过敏、脱发、双手遇冷变白变紫，无肌痛和关节肿痛，无皮肤黄染，无多饮、多尿、怕冷等。就诊外院查血白细胞升高，尿蛋白+，血钾低、三碘甲状腺原氨酸（T3）和游离三碘甲状腺原氨酸（FT3）低（具体不详），肌酸激酶（CK）216U/L，诊断皮肌炎可能，予利尿、中药等治疗（具体不详）2天后周身不适加重，为进一步诊治，收入我科。自发病以来，精神差，食欲可，睡眠欠佳，二便如上所述，体重减轻5kg。

【既往史】慢性乙型病毒性肝炎携带者15年，未诊治。否认高血压、糖尿病史。

【个人、婚育、家族史】办公室职员，否认吸烟、饮酒史。已婚已育，否认不良孕产史，家族史无特殊。

【入院查体】体温 36.9℃，脉搏 90次/分，呼吸 19次/分，血压 160/100mmHg。精神差，颜面水肿，双手指远端皮肤粗糙，双手近端指间关节2～5、双手远端指间关节2～5、右手掌指关节2～5伸侧褐色色素沉着，部分有脱屑，双侧耳后、颈胸和肩背部多发散在不融合暗褐色丘疹，直径约1～3mm。双肘关节内侧、下腹部可见大片瘀斑（图1）。心、肺、腹查体未见明显异常。双下肢中度指凹性水肿，右下肢为著。双上肢肌力5级，双下肢肌力4+级，双下肢腱反射低下，余神经系统查体未见明显异常。

【第一次讨论】该患者为青年女性，出现乏力、水肿、皮疹、神经精神异常、高血压、低血钾、尿蛋白阳性、肌酸激酶升高等多系统受累的表现，需考虑结缔组织病可能。患者乏力、肌酸激酶升高，查体见可疑"技工手"、可疑Gottron征，应考虑诊断皮肌炎，但患者并非皮肌炎典型皮疹，无明确近端肌无力表现，查体肌力无明显下降，与皮肌炎不符，入院后进一步完善CK、肌电图，必要时肌活检以明确诊断。此外，患者水肿、一过性蛋白尿、神经精神异常、高血压亦应考虑系统性红斑狼疮，但患者无系统性红斑狼疮的典型临床表现，如光过敏、面部红斑、关节炎、口腔溃疡、脱发等，入院后进一步完善抗核抗体（ANA）、抗可提取核抗原（ENA）抗体、抗dsDNA抗体等协助诊断；另外，该患者水肿、尿蛋白阳性、神经精神异常、新发高血压，结合患者乙型肝炎病史，不能除外血管炎类疾病，尤其是结节性多动脉炎，但血管炎难以解释患者色素沉着、肌酶升高及低血钾，入院后进一步完善尿蛋白、红细胞沉降率（ESR）、C反应蛋白（CRP）和抗中性粒细胞胞浆抗体等协助鉴别，必要时行神经肌肉活检以明确诊断。

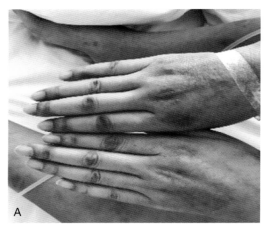

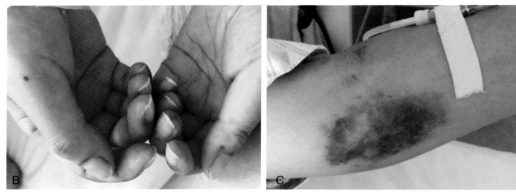

图1　患者查体所见，双手近端指间关节2～5、双手远端指间关节2～5、右手掌指关节2～5伸侧褐色色素沉着（A）；双手指远端皮肤粗糙（B）；肘关节内侧瘀斑（C）

【诊疗经过】入院后查血常规：白细胞19.10×10⁹/L↑，中性粒细胞百分比94.2%↑，血红蛋白、血小板正常。尿常规：葡萄糖 ++++，尿酮体、尿蛋白、尿红细胞阴性；24小时尿蛋白定量 0.21g。粪常规未见异常。生化：谷丙转氨酶323U/L↑，谷草转氨酶90U/L↑，γ-谷氨酰转肽酶89U/L↑，乳酸脱氢酶434U/L↑，肌酸激酶168U/L↑，白蛋白35.2g/L↓，葡萄糖11.76mmol/L↑，钾2.7mmol/L↓（多次复查均明显降低）。24小时尿钾126.7mmol/L↑。口服葡萄糖耐量试验（OGTT）：空腹血糖11.76mmol/L，餐后2小时血糖11.66mmol/L；糖化血红蛋白7.9%。乙肝表面抗原、乙肝e抗体、乙肝核心抗体均阳性；乙肝病毒DNA 8.2×10^8 copies/L。ESR、CRP正常，IgG 5.2g/L↓，补体C3 0.528g/L↓；ANA、抗ENA抗体、抗线粒体抗体、抗中性粒细胞胞浆抗体、抗dsDNA抗体、抗β_2-糖蛋白I抗体、抗心磷脂抗体和狼疮抗凝血因子均阴性。血、尿M蛋白（-）。脑脊液检查：总蛋白0.95g/L↑，常规、涂片和培养均未见异常。骨穿：骨髓增生活跃，粒系增生活跃。胸部CT：双肺未见明显异常，前中纵隔可见一软组织密度结节影，边界清晰，大小约2.1cm×1.6cm。腹部增强CT：双侧肾上腺增粗，左侧肾上腺体部结节样增多，双侧肾上腺增生可能性大。肌电图：神经源性损害（双下肢运动纤维受累明显，轴索损害为主）。

【第二次讨论】患者多系统受累，病程短、病情进展快，临床上有许多可疑结缔组织病的表现，如肌无力、口干、皮疹、神经精神系统表现，但经过系统评估临床及实验室检查结果（尿蛋白、ESR、CRP、ANA和抗ENA抗体等均未见异常，肌电图未见肌源性损伤），考虑风湿免疫病诊断依据不足。入院后多次查血钾明显降低，最低可达2mmol/L，检查提示肾上腺增生，结合患者新近出现的高血压、高血糖，需对高血压、低血钾进行鉴别诊断（图2），包括原发性醛固酮增多症、皮质醇增多症、嗜铬细胞瘤、肾动脉狭窄和Liddle综合征等[1-4]。

【诊疗经过】进一步完善内分泌相关检查：卧立位试验及血尿儿茶酚胺水平正常。皮质醇节律：皮质醇（0:00）>60.00μg/dl↑；皮质醇（16:00）>60.00μg/dl↑；皮质醇（8:00）>60.00μg/dl↑；促肾上腺皮质激素（0:00）310.7pg/ml↑；促肾上腺皮质激素（16:00）226.6pg/ml↑；促肾上腺皮质激素（8:00）281.4pg/ml↑。1mg地塞米松抑制实验：（抑制前）皮质醇（8:00）>60.00μg/dl↑，促肾上腺皮质激素（8:00）219.4pg/ml↑；（抑制后）皮质醇（8:00）>60.00μg/dl↑，促肾上腺皮质激素（8:00）237.2pg/ml↑。头颅MRI：双侧筛窦炎症，颅脑内未见明显异常表现，垂体未见异常。

【第三次讨论】患者肾素-血管紧张素-醛固酮（RAAS）系统及儿茶酚胺水平基本正常，可初步排除原发性醛固酮增多症、嗜铬细胞瘤、肾动脉狭窄及罕见的Liddle综合征等。结合患者新发糖尿病，查体显示腹部紫纹，全身多处瘀斑，下肢浮肿等表现，高度怀疑皮质醇增多症。皮质醇增多症的临床诊断思路首先是定性

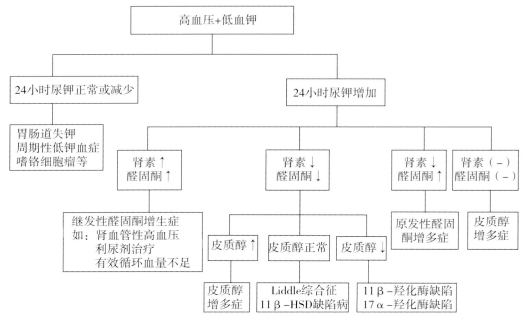

图2　高血压、低血钾鉴别诊断思路

诊断，明确高皮质醇状态，可通过24小时尿游离皮质醇和血皮质醇的实验室检查来确立；其次是定位诊断，明确导致皮质醇增多的原因，根据血清ACTH水平分为ACTH依赖性及非ACTH依赖性两大类[3]。其中，ACTH依赖性皮质醇增多症包括：库欣病、异位ACTH综合征和异位CRH综合征，可通过小剂量地塞米松抑制实验、大剂量地塞米松抑制试验、促肾上腺皮质激素释放激素试验、岩下静脉窦ACTH测定、B超、CT、MRI等功能试验和影像学方法的综合应用以进一步明确病因。本例患者化验提示皮质醇增多且昼夜节律消失，1mg过夜地塞米松抑制试验未被抑制，证实皮质醇增多症诊断明确。促肾上腺皮质激素水平升高，提示ACTH依赖性皮质醇增多症。影像学检查垂体核磁阴性，双侧肾上腺增生，考虑患者存在异位ACTH综合征可能。胸部CT发现纵隔肿物，因此考虑异位ACTH综合征可能性大。

【诊疗经过】进一步完善正电子发射计算机断层显像（PET-CT）评估纵隔肿物性质：前中纵隔结节氟脱氧葡萄糖（FDG）代谢明显增高，考虑恶性病变可能性大（胸腺来源？），双侧肾上腺增粗伴FDG代谢增高，考虑增生可能性大。

【治疗转归】结合PET-CT结果，考虑异位ACTH综合征可能性大。胸腔镜下切除前中纵隔结节，术后病理提示肿瘤细胞呈小巢状排列，细胞核圆形、较温和，胞浆丰富淡染，核分裂像罕见，肿瘤细胞巢片间可见丰富血窦成分，免疫组化染色结果：CK（－）、CK5/6（－）、p40（－）、CD5（－）、CD3（－）、CD20（－）、TdT（－）、MUM-1（－）、Syn（＋）、CgA（＋）、CD56（＋）、Ki-67（1%＋）、S-100（巢片周围支持细胞＋）、CD34（－），符合副神经节瘤，大小2cm×1.8cm×1.5cm；肿瘤包膜完整，未见浸润脉管，周围胸腺组织未见肿瘤成分。异位ACTH综合征病因以支气管类癌、小细胞肺癌及胸腺瘤或胸腺类癌最常见，患者术前高度怀疑胸腺病变所致，但术后病理发现一种罕见的异位ACTH的病因，即副神经节瘤[2, 5]。手术切除肿瘤后患者病情好转，术后患者乏力、皮疹、水肿、精神症状逐渐消失，血压、血糖、血钾恢复正常，血清皮质醇及促肾上腺皮质激素水平恢复正常。

专家点评

　　回顾患者整个诊疗过程，其多系统受累表现是临床诊断的切入点，也是难点，尽管类免疫病表现混淆了诊断思路，但仔细分析患者临床症状均非典型免疫病临床表现，查体亦未见到典型的免疫病体征，同时辅助检查未找到明确的免疫病证据。为此，诊断思路转向其他多系统受累的疾病，如肿瘤和内分泌疾病。患者入院后突出表现为反复低血钾、新发高血压和糖尿病，很快将诊断思路调整为高血压、低血钾的鉴别诊断上。最终，经过反复询问病史、认真查体和多学科会诊后，多系统受累原因逐渐浮出水面，即皮质醇增多症。当患者出现全身多系统受累表现时，应重新回顾病史，不放过任何蛛丝马迹，这样才能早日明确诊断。希望通过分享此病例的诊治过程，能够让风湿免疫科医生对异位ACTH综合征，尤其是副神经节瘤导致的异位ACTH综合征有更多的关注及重视，做到早诊断，早治疗，改善预后。

参考文献

[1] Pozza C, Graziadio C, Giannetta E, et al. Management strategies for aggressive Cushing's syndrome: from macroadenomas to ectopics[J]. J Oncol, 2012, 2012:1-9.

[2] Alexandraki KI, Grossman AB. The ectopic ACTH syndrome[J]. Rev Endocr Metab Disord,

2010, 11(2): 117-126.

[3]　Lacroix A, Feelders RA, Stratakis CA, et al. Cushing's syndrome[J]. Lancet, 2015, 386(9996): 913-927.

[4]　Loriaux DL. Diagnosis and differential diagnosis of cushing's syndrome[J]. N Engl J Med, 2017, 376(15): 1451-1459.

[5]　Nieto Palacios A, Martinez Alvarez R,del Barco Morillo E. Other therapeutic alternatives: radiotherapy and chemotherapy[J]. Acta Otorrinolaringol Esp, 2009, 60 Suppl 1: 130-136.

口干－腹水－多发淋巴结肿大

章丽娜　　张学武　　李胜光

单位：北京大学国际医院风湿免疫科

【导语】一例老年女性患者，以"口干、腹水、多发淋巴结肿大"为主要临床表现，我们从不同寻常的腹水及难以解释的多系统受累出发，深入挖掘病因，有的放矢地进行组织学活检，获得病理学支持，最终确立了正确的诊断，进行了相应的治疗，并提出了新的发现。这一病例提示，疾病的局部与整体、临床与病理学相结合的重要性。

【主诉】患者，女，69岁，因"口干10年，气短5年，腹胀8个月"于2016年12月9日入院。

【现病史】患者10年前口干伴牙齿齐根脱落，唇腺活检示"灶状淋巴细胞浸润"，抗核抗体（ANA）1∶160+，抗SSA抗体阳性，红细胞沉降率（ESR）、IgG、IgA均显著升高，外院诊断为干燥综合征，未规范治疗，偶尔"服用汤药"。5年前出现气短、双肺间质病变、肺动脉高压（52mmHg），经激素+环孢素A治疗后好转，用药半年后自行停药。8个月前出现腹胀、腹围增加，继而出现双下肢水肿，检查发现大量腹水，间断中药治疗无好转。3个月前外院查尿蛋白+++，24小时尿蛋白定量3.8g，诊断为肾病综合征，肾穿刺活检组织病理提示：IgA肾病，λ+++，C3+++，IgA+++，可见缺血性改变。免疫固定电泳提示多克隆球蛋白，未见单克隆条带。查体发现浅表淋巴结多发肿大，行腹股沟淋巴结活检病理提示"淋巴结反应性增生、浆细胞轻度增生"，结合大量腹水+血管内皮生长因子（VEGF）236 pg/ml（参考值0～142pg/ml）及白细胞介素（IL）-6 30.6pg/ml（参考值0～3.4pg/ml）明显升高，考虑"Castleman病不除外，但目前诊断依据不足"。给予间断血浆扩容、利尿，及泼尼松40mg qd治疗后，尿蛋白降至0.5g/24小时，双下肢水肿基本消退，但大量腹水未好转。为进一步治疗入院。

【既往史】无高血压、糖尿病、冠心病等慢性病史。

【个人、婚育、家族史】退休人员，否认吸烟、饮酒史。育有一女，因"白血病"去世。

【入院查体】体温36.3℃，心率90次/分，血压121/72mmHg。双侧颈部、腹股沟区淋巴结多发肿大，双上臂外侧、颈后、背部皮肤发黑、色素沉着。颈静脉略充盈，无怒张。双上肺呼吸音清，双下肺闻及Velcro啰音。腹部膨隆，腹壁静脉显露，血流脐以上向上，脐以下向下，左侧腹股沟区触及腹股沟疝，腹壁张力略高，液波震颤阳性，全腹无压痛，腹肌无紧张，无反跳痛。全身关节无肿胀，无压痛。双下肢轻度可凹性水肿。

【第一次讨论】患者为老年女性，疾病呈现慢性进展过程，症状复杂多变，诊断要抓住病情演变的主要脉络：10年前典型干燥综合征表现，但患者未规范治疗。5年前出现双肺间质病变、肺动脉高压，考虑继发于干燥综合征，经激素+环孢素A治疗后好转。8个月前出现腹水、下肢浮肿，尿蛋白最高3.8g/d，白蛋白低至28g/L，呈肾病综合征表现，肾脏活检提示局灶增生性IgA肾病，经过甲泼尼龙40mg qd、输血浆、利尿及氯沙坦钾等药物治疗后尿蛋白减少至0.5g/d，下肢水肿消退，但腹水无好转。在患者角度，大量腹水、腹胀为影响患者生活质量的主要因素，患者将此作为主要诉求入院。在医者角度，患者的问题不只是腹水这个局部问题，患者存在多系统受累，腹水是其系统性疾病的其中一环。进一步鉴别诊断考虑：（1）系统性红斑狼疮：该患者多种自身抗体阳性，炎症指标明显升高，合并肺间质病变、肾脏受累，需考虑系统性红斑狼疮，但患者自身抗体以抗SSA阳性为主，而非狼疮特异性的Sm抗体，且患者肾穿刺结果也未见"满堂亮"的狼疮性肾炎经典表现，故系统性红斑狼疮的支持点不足。（2）Castleman病：患者多发淋巴结肿大，大量腹水，血管内皮生长因子（VEGF）明显升高，需考虑该病，但腹股沟淋巴结活检未见该病的典型病理特点，外院考虑诊断依据不足。建议取该患者外院病理切片进行会诊，若条件允许可再次获取病理，以明确诊断。（3）POEMS综合征：患者皮肤变黑，多处皮肤可见色素沉积，腹水，肝脾肿大，甲状腺功能减退，催乳素水平升高，需鉴别POEMS综合征。但患者无周围神经病变，且免疫固定电泳提示为多克隆球蛋白升高，不符合POEMS综合征的主要诊断要点。

【诊疗经过】患者于北京大学国际医院风湿免疫科住院期间，完善相关检查。血常规：白细胞（WBC）（3.2～4.9）×10⁹/L，血红蛋白（Hb）107～113g/L，血小板（PLT）（97～99）×10⁹/L；生化：白蛋白31～36g/L，谷丙转氨酶（ALT）、谷草转氨酶（AST）、碱性磷酸酶（ALP）均正常，谷氨酰转肽酶（GGT）47～62U/L（参考值7～45U/L），凝血功能正常；ESR 16mm/h；IgG、IgA、IgM、IgE及C3、C4均正常；抗核抗体1∶160阳性（斑点型+胞浆颗粒型），抗Ro52阳性；AMA、抗平滑肌抗体均为阴性；免疫球蛋白固定电泳未见单克隆免疫球蛋白。乙肝两对半抗体阴性，乙型肝炎病毒（HBV）DNA阴性，丙型肝炎病毒抗体（HCV-Ab）阴性，人免疫缺陷病毒抗体（HIV-Ab）阴性；甲状腺功能：游离三碘甲状腺原氨酸（FT₃）↓、总三碘甲状腺原氨酸（TT₃）↓、促甲状腺素（TSH）4.6μIU/ml↑；泌乳素94.02ng/ml↑；尿蛋白++，24小时尿蛋白0.5～1.0g；多次查腹水常规、生化，提示为漏出液性质，白蛋白9.3～12.8g/L，血清腹水白蛋白梯度（SAAG）18～21g/L（>11g/L），未找到结核杆菌及瘤细胞。腹部增强CT（图1）：肝脏密度、形态异常改变，脾大，胃小弯侧见稍多静脉血管影，腹水（大量）。考虑患者干燥综合征诊断明确，继发肺间质病变；其肾病综合征病理类型为局灶增生性IgA肾病，该病理类型与干燥综合征一般无明确联系，考虑为相互独立的疾病。给予泼尼松40mg qd+环磷酰胺0.4g qow输液治疗。患者大量腹水考虑两方面因素：（1）门脉高压性腹水；（2）肾病综合征期间低蛋白血症加重腹水，而腹水在腹腔内存积时间过长可造成局部粘连难以自行吸收。予间断抽放腹水、输注血浆后利尿治疗。在院期间每天体重下降0.5～1kg（53kg逐渐降至46kg后保持稳定），腹围逐渐由90cm降至76cm保持稳定。激素规律减量，门诊随访患者一般情况良好，腹围稳定，颈部、腹股沟淋巴结明显变小，ESR、C反应蛋白降至正常。半年后患者自行停药，再次出现腹水增加，伴多关节肿痛，复查ESR、C反应蛋白显著升高。故再次收入院。

【第二次讨论】多次查腹水为漏出液性质，SAAG>11，查体可见腹壁静脉流向：脐以上向上，脐以下向下，可见脾脏、胃底静脉轻度曲张，符合门脉高压性腹水特点。但患者肝脏合成功能基本正常，肝脏形态方面仅见轻度的左右肝叶比例失调，可为肝硬化早期，肝硬化分期与大量腹水不匹配。患者门脉高压的原因可排除肝窦本身原因，鉴别窦前性因素，如门脉血栓、门脉纤维化、血吸虫肝

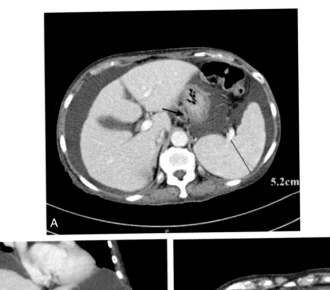

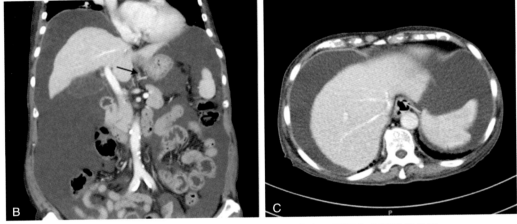

图 1   腹部 CT 增强扫描提示脾大，大量腹水，及胃底食管静脉曲张

A. 腹部 CT 增强扫描（轴位）提示，脾脏增大（脾厚 5.2cm），大量腹水，及胃底静脉曲张（黑色箭头）。
B. 腹部 CT 增强扫描（冠状位）提示，大量腹水，胃底静脉曲张（黑色箭头）。C. 腹部 CT 增强扫描（轴位）显示食管静脉曲张（黄色箭头）

病，窦后性因素如肝小静脉闭塞综合征、肝静脉型布加综合征等。根据既往病史，可排除血吸虫病；根据腹盆部增强CT，基本可排除门脉血栓、布加综合征等血管性因素。建议完善肝穿刺活检明确病因。随着患者疾病的动态进展，最初诊断的干燥综合征，并不能解释患者逐渐出现的门脉高压性腹水、VEGF及炎症指标升高、皮肤及内分泌改变的诸多表现。有必要对整体诊断重新审视，复核外院的淋巴结病理。此外，患者依从性差，在多年就诊过程中多次自行停药，应加强患者教育。

【诊疗经过】患者于进一步抽放腹水、利尿、补充血浆、白蛋白等支持治疗后，顺利完善肝穿刺活检。肝脏病理（图2）：可见16个汇管区，肝小叶内1/3肝细胞水肿；点灶状肝细胞坏死和少量单核淋巴细胞灶状浸润；中央静脉及其周围肝血窦重度扩张，汇管区间质纤维化明显，大部分汇管区门静脉分支管径缩小，符合肝门脉纤维化，伴多发肝细胞缺血灶。复核外院腹股沟淋巴结病理（图3）：淋巴滤泡反应性增生，伴小灶性坏死，未见明确肿瘤性病变，见较多量多克隆性浆细胞增生。

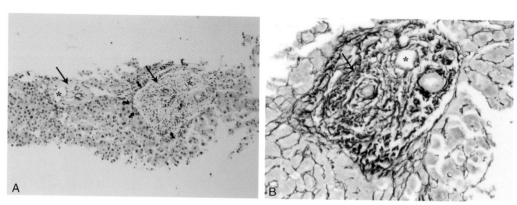

图2　A. 肝组织 HE 染色（100×）：汇管区纤维化（长箭头），门静脉分支管径狭窄（星号），汇管区可见多量淋巴细胞浸润（短箭头）；B. 网织 +Masson 染色（400×）：汇管区纤维化（长箭头），门静脉分支管径狭窄（星号）

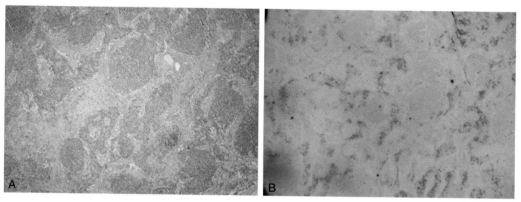

图3　腹股沟淋巴结病理：A.HE 染色（100×）：淋巴滤泡反应性增生，B. 免疫组化染色（100×）CD138+ 浆细胞多量增生、聚集

【治疗转归】结合患者临床表现及病理学特点，诊断为Castleman病变异型POEMS综合征，合并门静脉纤维化，予地塞米松+硼替佐米治疗，关节肿痛好转，腹围维持稳定，ESR、C反应蛋白恢复正常。

专家点评

POEMS综合征是一种罕见的克隆性浆细胞疾病。POEMS综合征的诊断包括两条必需标准（多发周围神经病，单克隆免疫球蛋白升高），三条主要标准（硬化性骨病、Castleman病、VEGF水平升高）以及多条次要标准（器官肿大、水肿、内分泌病变、皮肤改变、血小板增多或红细胞增多、视乳头水肿）[1]。本例患者符合多条主要标准及次要标准，但两条必需标准无一符合，因此POEMS综合征的诊断在一开始就被排除在外。患者疾病反复让我们重新回顾病史与诊断，有两个异常可以作为分析的切入点：①从局部的眼光看：困扰患者许久的腹水，通过严谨的鉴别诊断，充分怀疑门静脉纤维化的可能，最后被肝脏病理证实。②从整体的眼光看，患者有多系统受累表现，强烈怀疑POEMS综合征/Castleman病，但由于早期我们对这些疾病认识不足，未能立刻诊断。通过复核外院淋巴结穿刺病理，以及复习相关文献，2011年及2014年关于POEMS综合征的综述特别指出：Castleman病变异型POEMS综合征患者可无单克隆浆细胞增生的证据[1, 2]；正如本例患者的表现，是多克隆浆细胞增生，而非传统定义中的单克隆浆细胞增生。这一发现为我们打开了思路，结合本例患者其他特点，如大量腹水、VEGF升高、脾大、皮肤改变、催乳素水平升高，应诊断为Castleman病变异型POEMS综合征。至此，不仅所有的疑惑迎刃而解，我们还进一步提出了新的发现：Castleman病变异型POEMS综合征与门静脉纤维化可以合并出现，两者可能存在共同的病因或发病机制[3]。

本病例给我们的启示：①重视疾病的不同寻常之处，抓住特点，深入挖掘。本例患者的诊断切入点，一是不同寻常的腹水，二是最初诊断干燥综合征不能解释的多系统表现。通过严谨的鉴别，复习相关文献，并获得必要的病理支持，最终明确诊断。②重视病理与临床的结合，通过临床特点，推测可能的病理结果，做到有的放矢，有针对性的病理检查反过来可以验证临床推断，不仅为诊断提供强有力的依据，也为提出新发现提供证据支持。③重视跟进临床进展，对跨学科的临床问题增强多学科协作，拓宽临床思路。

基金项目：首都卫生发展科研专项项目（首发2020-4-8023）。

参考文献

[1] Dispenzieri A. POEMS syndrome: 2011 update on diagnosis, risk-stratification, and management[J]. Am J Hematol,2011,86: 591-601.

[2] Dispenzieri A. POEMS syndrome: 2014 update on diagnosis, risk-stratification, and management[J]. Am J Hematol,2014,89(2):214-223.

[3] Zhang L, Gao H, Feng Y, et al. Hepatobiliary and pancreatic: obliterative portal venopathy found in Castleman disease variant of POEMS syndrome[J]. J Gastroenterol Hepatol,2018,33(7):1311.

肢体麻木 - 头痛 - 发热

李 霞[1] 叶 静[2] 孔 芳[1] 苏 丽[1] 黄 靖[3] 王雷明[4] 赵 义[1]

单位：1. 首都医科大学宣武医院风湿免疫科

2. 首都医科大学宣武医院神经内科

3. 首都医科大学宣武医院影像科

4. 首都医科大学宣武医院病理科

【导语】一例以神经系统症状为突出表现、病程长达20年的女性患者，在症状加重并出现头痛、发热、炎症指标升高后，常规检查均无法明确诊断，通过住院期间的仔细查体，发现患者除颅内病变外还存在皮下结节，最终经过皮下结节及硬脑膜同时取活检获得病理，使得真相得以呈现。最终患者经过治疗后病情好转。这一病例讨论不仅让我们认识一种少见疾病的神经表现特征，而且也强调在疾病诊治过程中临床–影像–病理的多学科协作的重要性，另外也提醒我们在工作中无论何时都不能忽视仔细全面的内科查体。

【主诉】患者女，49岁，因"间断四肢、面部麻木20年，加重伴头痛2个月，发热1周"于2018年7月31日收入院。

【现病史】患者20年前出现双上肢间断麻木，每次发作10余分钟自行缓解，未诊治。10年前出现右下肢及右侧颜面部麻木，每次发作时间较前延长，发作频率较前增加，于外院间断输注甘露醇治疗，症状可减轻，但未明确诊断。2个月前患者上台阶时踩空摔伤枕部后出现右下肢及右侧颜面部麻木症状较前加重，并有右下肢无力，活动受限，伴头晕、头痛。外院行头颅CT示：左侧额、颞、顶叶可见大片状低密度灶，中线右移（图1A）；头颅MRI示：左侧额、颞、顶叶可见不规则大片状长T1、长T2信号，左侧脑室受压向右侧移位，增强后无明显强化；

邻近脑膜及大脑镰呈带状或结节状明显增厚（图1B～1D）。全身正电子发射计算机断层显像（PET/CT）示：左侧额、颞、顶叶水肿，周围大脑镰及脑膜增厚高代谢，最高标准摄取值（SUV）为37（图1E）；左肺上叶及右肺中叶小结节，无显像剂摄取。当地医院未明确诊断。1周前出现发热，最高体温38℃，无畏寒、寒战。当地医院查血常规：白细胞（WBC）3.91×10⁹/L，血红蛋白（Hb）111g/L，血小板（PLT）248×10⁹/L；红细胞沉降率（ESR）35mm/h，予退热药及抗生素（具体不详）治疗，效果不佳。患者于2018年7月31日收入我院。患者否认颅部

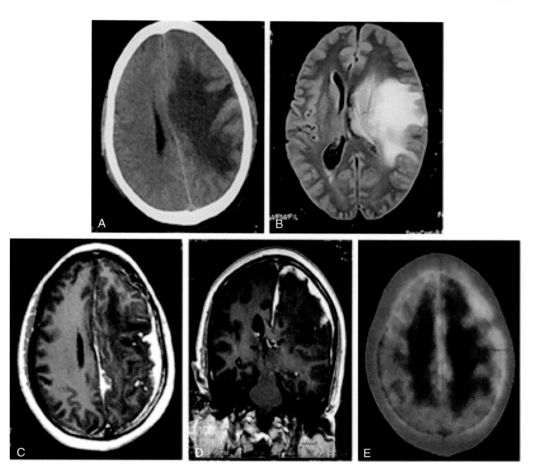

图1　头颅影像学检查（CT、MRI及PET/CT）

治疗前（图A-E）：图A：头颅CT示病灶呈大片状低密度影；图B～D：头颅MRI，FLAIR相（图B）示病灶呈高信号，横断面（图C）及冠状位（图D）T1增强扫描显示左侧大脑半球表面硬脑膜及大脑镰呈结节状增厚、强化。图E：PET/CT示左侧大脑半球表面增厚的硬脑膜及大脑镰SUV值升高

红斑、皮疹、光过敏、脱发、口腔及外阴溃疡、雷诺现象、眼干、口干等症状。患者起病以来，神志清楚，饮食、睡眠可，大小便正常，体重无明显变化。

【既往史】糖耐量异常5年，平日饮食控制。否认结核、乙肝等传染病病史。婚育史无特殊。家族史：父亲死于肺癌，母亲患糖尿病，有一姐妹患"白血病"。

【个人、婚育、家族史】职员，否认吸烟、饮酒史。已婚，配偶及一子体健。家族史无殊。

【入院查体】体温37.8℃，脉搏90次/分，呼吸20次/分，血压120/70mmHg。神清语利。皮肤黏膜无出血及黄染，全身浅表淋巴结无肿大。无结膜充血，无视力下降。双肺呼吸音粗，未及干湿啰音。心率90次/分，心律齐，未及杂音。腹软，无压痛，肝脾未触及。双下肢无水肿。神经系统查体：颅神经（－），四肢深浅感觉无减退，四肢肌力、肌张力正常，腱反射对称、活跃，脑膜刺激征阴性，病理征未引出。共济检查阴性。

【第一次讨论】患者中年女性，慢性病程，隐匿起病，病史20年，加重2个月。主要表现为（1）神经系统：为首发表现，间歇发作性肢体麻木，呈复发缓解，2个月前加重，表现为右下肢及右颜面部麻木、右下肢无力，并出现头痛。头颅MRI示：左侧额、颞、顶叶邻近脑膜及大脑镰呈带状或结节状明显增厚，局部占位效应。全身PET/CT示：病灶周围大脑镰及脑膜增厚高代谢，最高SUV达37；其余部位未见显像剂摄取。（2）1周前发热；外院实验室检查提示ESR增快，胸部CT示双肺散在条索影，提示陈旧病变，左肺上叶单发小结节，PET/CT未见高代谢。结合以上病例特点，诊断与鉴别诊断方面分析如下：（1）肿瘤：包括实体肿瘤转移及血液系统肿瘤。患者影像学提示左侧颅内病变，占位效应明显，中线右移，局部硬脑膜结节状强化，PET/CT示SUV值高达37，应考虑脑膜瘤/癌、淋巴瘤、转移瘤/癌等，但该患者病变边界清楚，未累及邻近颅骨，并且该患者无慢性肿瘤消耗表现，故良性可能性大。活体组织检查尤为重要。下一步拟完善颅内病灶组织活检病理检查进一步明确诊断。（2）感染性脑膜炎：该疾病脑膜强化一般为线样，可同时有脑实质受累表现。不同致病菌的脑膜受累部位及范围不同，病原体可以为细菌、真菌或病毒。其中结核性脑膜炎影像学异常征象包括脑梗死灶、脑膜增厚、不同程度的脑积水、基底池或脑实质异常病灶，增强扫描多数患者受累脑膜呈线条状、斑片状强化等表现。患者脑脊液检测可出现相应的异常改变，包括蛋白升高，葡萄糖、氯化物下降，病原学检测可出现阳性结果。本例患者近1周出现发热，但无盗汗、体重下降等消耗表现，入院后应完善结核菌素试验、结核感染T细胞斑点试验（T-spot.TB）以及脑脊液相关化验检测进一步除外。（3）自身免疫性疾病：包括肉芽肿性多血管炎、IgG4相关疾病、原发性干燥综合征、系统性红斑狼疮、结节病等，都可出现发热、头痛、硬脑膜病变，但该患者无鼻窦炎、听力下降、口腔溃疡、口干、眼干、皮疹等免疫病常见表现，入院后需完善血清免疫球蛋白补体、IgG亚类、自身抗体及血清血管紧张素转换酶（ACE）等相关化验进一步明确。

【诊疗经过】患者入住我院风湿免疫科病房后，完善实验室检查。血常规：WBC 5.25×10^9/L，Hb 109g/L，PLT 305×10^9/L；尿常规+沉渣（－）；肝肾功能、电解质（钾、钠、钙、氯）正常；葡萄糖6.53mmol/L；ESR 59mm/1h，C反应蛋白23mg/L；免疫球蛋白（Ig）G/A/M、IgG亚类、补体均正常。类风湿因子阴性。抗核抗体谱、抗磷脂抗体谱、抗中性粒细胞胞浆抗体谱均阴性；ACE 30U/L（参考值10～55U/L）；血清蛋白电泳、免疫固定电泳未见M蛋白；甲功未见异常；肿瘤标记物均正常。感染筛查：结核菌素试验、T-spot.TB阴性。辅助检查：腹部超声、超声心动图未见异常。胸部CT：右肺中叶、左肺上叶舌段、双肺下叶基底段可见多发条索影；左肺上叶前段可见小结节影，双肺门及纵隔内未见明显增大淋巴结。四肢针极肌电图、神经传导速度未见异常。腰椎穿刺检查：脑脊液压力160mmH$_2$O；WBC 2×10^6/L；蛋白、氯化物、葡萄糖正常；IgA 0.57g/L（参考值0～0.2g/L），IgG、IgM正常；脑脊液ACE正常。脑脊液细胞学：镜下见散在淋巴细胞，个别吞噬细胞。脑脊液细菌涂片、墨汁染色、抗酸染色（－）；脑脊液寡克隆区带（－）；脑脊液副肿瘤标记物：抗细胞内突触囊泡蛋白（Amphiphysin）、抗脑衰反应调节蛋白2（CV2）、抗副肿瘤 Ma 抗原（PNMA）2、抗神经元核抗体1型（Hu）、1型抗浦肯野细胞胞质抗体（Yo）、抗神经元核抗体2型（Ri）均阴性。

【第二次讨论】根据以上实验室及相关辅助检查，结合患者临床表现，目前常见的细菌、结核等颅内感染不支持。常见的自身免疫性疾病如ANCA相关血管炎、系统性红斑狼疮、IgG4相关疾病等不支持；同时患者肺部CT未见典型肺结节病表现，血清血管紧张素转换酶正常，亦无结节病诊断依据。无论肿瘤性疾病还是自身免疫性疾病局限性中枢硬脑膜受累，或者其他罕见中枢性疾病，诊断均依赖于颅内病灶的活检病理，但颅内有创性活检操作会带来出血、感染、损伤周围脑组织等相关风险，在面临此临床困难时，我们通过住院期间进一步仔细的查体，发现患者右前臂新发一枚2cm×2cm皮下结节，质韧，无触痛，边界清，局部皮肤颜色正常，为临床诊断工作打开了新局面。经过与神经外科医生、患者及家属的反复沟通，最终确定皮下结节和颅内病灶同时取活检。

【活检病理】我们进行了两处活检，结果显示右前臂皮下结节病理：镜下见皮肤及皮下组织，表皮无显著变异；真皮层内小汗腺及血管周围可见灶状淋巴细胞、散在吞噬细胞、嗜酸性粒细胞及浆细胞、少量多核巨细胞浸润，局部呈肉芽肿性血管炎改变（图2A、2B）。硬脑膜活检病理：镜下见多个由多核巨细胞、上皮样细胞及淋巴细胞形成的上皮样结节，未见明确坏死；周围伴间质纤维组织增生、玻璃样变性；特殊染色：过碘酸-雪夫染色（－），抗酸染色、六胺银染色（－）；免疫组化：CD68（＋），胶质纤维酸性蛋白（GFAP）（－）；诊断符合慢性肉芽肿性炎（图2D～2H）。

【第三次讨论】根据皮下结节及颅内硬脑膜病变的活检，均支持结节病的诊断。结节病（sarcoidosis）是一种非干酪样坏死性上皮细胞肉芽肿炎症性疾病，以侵犯肺实质为主，可累及全身多脏器，如皮肤、淋巴结、关节、肝、肾、心脏、眼等器官组织，女性好发，有两个发病年龄高峰，分别是25～29岁和65～69岁。神经系统结节病少见，约占4%～10%，可呈急性、亚急性或慢性起病。神经系统结节病可孤立起病，或多脏器联合发病。69%的患者以神经系统结节病为首发表现，随着疾病进展，可出现肺、眼、皮肤关节受累。孤立性发病占22%。根据解剖部位可累及颅神经、软脑膜、脑实质、脊髓、下丘脑垂体轴系统、硬膜（硬脑膜和硬脊膜）和周围神经[1,2]。常见的非特异性症状包括头痛、共济失调、疲劳、恶心、呕吐、认知功能障碍、抑郁、震颤等。通过检索PubMed、Embase、万方数据库等数据库发现，有组织病理依据的国内硬脑膜结节病仅报道1例，国外22例，加上本例，共24例，男女之比为1.18：1，发病年龄40.0±12.3岁，孤立硬脑膜结节病有11/24（45.8%）例，3/24（12.5%）例分别于4周、1年后出现肺结节病和2个月后出现皮肤结节病，10/24（41.7%）例发病时存在其他系统受累，包括肺、淋巴结、心脏、皮肤、关节、肝及颌下腺等。神经系统结节病患者脑脊液改变多呈非

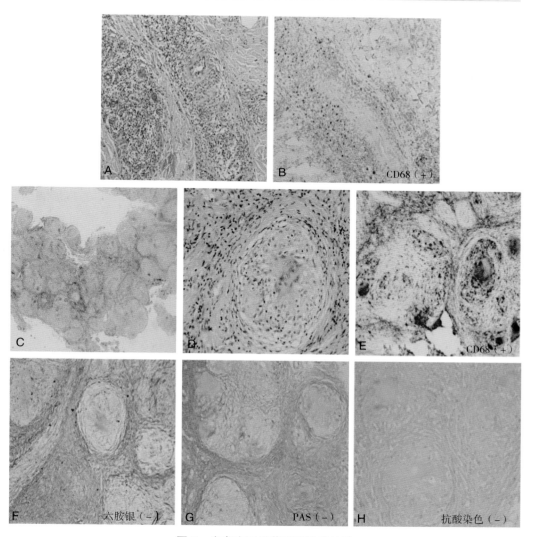

图 2　患者皮下结节病理检查结果

皮下结节病理（A−B）：图 A 示皮下结节 HE 染色（×200）可见肉芽肿性血管炎；图 B 示免疫组化 CD68（＋）（×200）。硬脑膜活检病理（C−H）：图 C 为 HE 染色（×40）可见大小不等结节形成，无坏死；图 D 为 HE 染色（×400）显示上皮样肉芽肿；图 E 示免疫组化 CD68（＋）（×200）；图 F ～ H 分别为六胺银染色（×200）、PAS 染色（过碘酸－雪夫染色）（×200）、抗酸染色阴性（×400），显示均阴性。

特异性改变[3,4]，包括颅内压升高、蛋白升高、葡萄糖下降、IgG合成指数升高及寡克隆区带阳性、淋巴细胞为主的细胞数升高，提示颅内存在活动性炎症，但也有

30%患者脑脊液无异常改变。生物学标志物ACE是由结节病肉芽肿上皮样细胞分泌，血清ACE的水平反映了该病的肉芽肿负荷，在结节病诊断中缺乏敏感性和特异性，但具有辅助诊断价值。脑脊液ACE在神经系统结节病中对诊断及病情评估有帮助，但敏感性低。该患者血清及脑脊液ACE均正常，增加了诊断难度。

Stern BJ等[2]专家团队于2018年制订的神经系统结节病的诊断标准如下：（1）可能的诊断：①有神经系统表现，MRI、脑脊液和或肌电图/神经传导速度提示神经系统肉芽肿性炎症，除外其他病因；②无肉芽肿性病理支持。（2）很可能的诊断：符合（1）中第①条；②神经系统外器官病理证实肉芽肿性改变符合结节病。（3）确定诊断：符合（1）中第①条；②神经系统病理符合神经系统结节病。分两型：Ⅰ.除神经系统受累外，其他器官组织也有受累；Ⅱ.孤立性神经系统结节病。以上诊断，均需要除外源于脑膜的恶性肿瘤、脑实质肿瘤、单克隆增殖性疾病、副蛋白血症性、副肿瘤综合征或维生素缺乏所致的神经病、多发性硬化、中枢神经系统血管炎或其他自身免疫病等。神经系统结节病需积极治疗，避免造成不可逆损害，糖皮质激素为首选治疗，根据病情选用0.5～1mg/（kg·d）泼尼松剂量或甲泼尼龙500～1000mg冲击3～5天。难治型或糖皮质激素依赖型需加用免疫抑制剂，文献报道[5]，羟氯喹、甲氨蝶呤、硫唑嘌呤、环磷酰胺、来氟米特、吗替麦考酚酯均可选用。近年来，生物制剂包括抗肿瘤坏死因子α单抗（英夫利昔单抗、阿达木单抗）及CD20单抗（利妥昔单抗）[6]也有治疗成功的报道。

【治疗转归】经过科室讨论后予患者甲泼尼龙片40mg/d、雷公藤多苷20mg，3次/d治疗，及降糖、护胃、补钙治疗。患者症状明显缓解，出院后规律用药，2个月后复查ESR 13mm/h，C反应蛋白 4mg/L，头颅MRI较前明显改善（图3）。当甲泼尼龙片减量至16mg/d后患者再次出现头痛，伴一过性晕厥，持续数秒钟后好转，无发热。复查头颅CT及MRI提示病情复发，ESR升至48mm/h，C反应蛋白30mg/L，再次将甲泼尼龙片加量至48mg/d，加用环磷酰胺0.6g，1次/2周，患者症状再次得到控制，半年后随访，患者甲泼尼龙减量为8mg qd，继续应用环磷酰胺，患者无头晕、头痛，无肢体无力，复查ESR 10mm/h，C反应蛋白4mg/L。

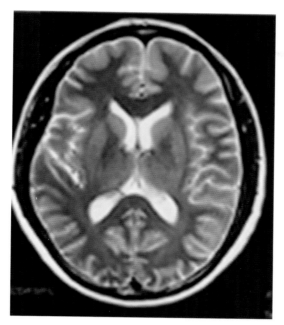

图3　患者治疗后头颅核磁：颅内病灶消失

专家点评

1. 要掌握中枢神经系统占位性病变的诊疗思维：本例在出现临床症状后，影像学发现了明显的脑内占位病变及硬脑膜增厚，因此首先就要排除肿瘤、感染及自身免疫病这三大常见病因。除完善相应化验及辅助检查外，颅内占位病变的影像学特征也会给我们有力的提示，如本病例头颅增强MRI表现为硬脑膜结节状增厚、插入脑沟改变，就是中枢神经系统结节病的一个影像学特征。

2. 组织活检病理对于中枢神经系统占位病变的诊断极为重要：本病例在经过全面系统的排查后仍然无法确定诊断，只能考虑进行脑组织活检病理。虽然脑组织活检风险大、花费多、技术要求高，但如有条件仍应尽量完善。本例患者也正是在完善脑膜活检后病理证实是肉芽肿性病变才得以确诊。

3. 临床工作要细心仔细，不放过任何蛛丝马迹：本例患者在病程中通过内科查体发现无症状的右前臂皮下结节，这为病理活检提供了极佳条件，也为最终确立结节病诊断提供了佐证。

　　4. 发挥多学科协作优势、加强患者随访及监测：在本例的诊疗过程中，神经外科帮助完善了硬脑膜及皮下结节的组织取材，神经内科、影像科、病理科及风湿科针对病例进行了多学科会诊讨论，共同制定诊疗策略，为本例的最终确诊和有效治疗提供了保障。另外，中枢神经系统结节病治疗比较棘手，应用糖皮质激素治疗有效，但在激素减量过程中极易复发，因此常常需要联合强效免疫抑制剂治疗。因此，对于此类患者要加强随访及病情监测。

参考文献

[1]　Al-Qudah ZA, Yacoub HA, Souayah N. Cranial nerve-VI palsy as the main clinical manifestation of neurosarcoidosis[J]. Neurologist, 2016, 21(6): 109-111.

[2]　Stern BJ, Royal W, 3rd, Gelfand JM, et al. Definition and consensus diagnostic criteria for neurosarcoidosis: from the neurosarcoidosis consortium consensus group[J]. JAMA Neurol, 2018, 75(12): 1546-1553.

[3]　Chopra A, Kalkanis A, Judson MA. Biomarkers in sarcoidosis[J]. Expert Rev Clin Immunol, 2016, 12(11): 1191-1208.

[4]　Taibi L, Boursier C, Clodic G, et al. Search for biomarkers of neurosarcoidosis by proteomic analysis of cerebrospinal fluid[J]. Ann Biol Clin (Paris), 2017, 75(4): 393-402.

[5]　Nunes H, Jeny F, Bouvry D, et al. Indications for treatment of sarcoidosis[J]. Curr Opin Pulm Med, 2019, 25(5): 505-518.

[6]　Zella S, Kneiphof J, Haghikia A, et al. Successful therapy with rituximab in three patients with probable neurosarcoidosis[J]. Ther Adv Neurol Disord, 2018, 11:1756286418805732.

口干、眼干 5 年 – 黑便 2 天

刘 伟 满斯亮 宋 慧 过 哲 田萌萌

单位：首都医科大学附属北京积水潭医院

【导语】本例患者口干、眼干数年，但未引起患者重视，直到因消化道出血就诊才最终确诊为原发性干燥综合征。此次就诊的突出临床表现为黑便，经胃镜证实为食管静脉曲张破裂出血。随后，针对食管静脉曲张破裂出血的原因进行了鉴别。起初认为门脉高压的原因为肝硬化，但肝脏病理结果不符合肝硬化特点。同时，结合肝脏核磁检查发现的弥漫性小结节，最终确诊为肝脏结节样再生性增生（NRH）。肝脏结节样再生性增生是一种并不少见的肝脏疾病，由于诊断主要靠病理，诊断上经常被忽视。很大一部分NRH患者终生不出现症状，因此，干燥综合征是否与NRH存在发病机制上的联系尚不清楚。一些干燥综合征患者中出现不明原因门静脉高压，需要考虑到本病可能。

【主诉】患者女，54岁，主因"口干、眼干5年，黑便2天"入院。

【现病史】患者5年前出现口干、眼干，伴牙齿片状脱落，伴眼睑磨砂感，未重视。2天前连续黑便数次，后感憋气、气短、乏力到医院就诊，查血常规：血红蛋白（Hb）47g/L，血小板计数（PLT） 148×10^9/L，白细胞计数（WBC） 7.56×10^9/L；生化：谷丙转氨酶（ALT） 18U/L，谷草转氨酶（AST） 26.9U/L，白蛋白（ALB）34.2g/L，肌酐（Cr）59.3U/L；凝血：凝血酶原时间（PT）13.9秒，凝血酶原活动度（PTA）71.2%。腹部B超提示：肝弥漫性病变，门脉增宽，脾大，脾静脉增宽。胃镜提示：食管静脉曲张破裂出血，同时行内镜下食管静脉曲张套扎术，手术过程顺利。病情稳定后转入普通病房。

【既往史】否认高血压、糖尿病、心脏病病史，否认肝炎、结核病史，否认

传染病史，否认药物滥用史，否认毒害物质接触史。

【个人、婚育、家族史】职员，否认吸烟、饮酒史。未婚未育。家族史无殊。

【入院查体】体温36.2℃，血压81/47mmHg。贫血貌，猖獗龋齿。双肺呼吸音清，未闻及干湿性啰音。心率115次/分，心律齐，未闻及杂音及额外心音。腹软，无反跳痛及压痛。双下肢无水肿。

【第一次讨论】患者为中年女性，此次主因食管静脉曲张破裂出血入院，经内镜下食管静脉曲张套扎术及相应支持治疗，病情趋于稳定。考虑食管静脉曲张的原因可能为：（1）病毒性肝炎。病毒性肝炎是引起肝硬化常见原因，食管静脉曲张是肝硬化门脉高压的主要表现之一。因此，需要进一步完善乙型肝炎、丙型肝炎等病毒性肝炎相关检查。（2）非酒精性脂肪性肝炎。本病发病率日益升高，已经成为危害公众健康的主要疾病之一，但超声发现肝脏弥漫性病变，但未提示典型的脂肪肝，必要时需要行肝脏病理检查。（3）肝静脉回流受阻。慢性充血性心力衰竭、缩窄性心包炎、肝静脉阻塞综合征、肝小静脉闭塞病等可以引起肝脏长期淤血缺氧导致血液回流受阻，引起食管胃底静脉曲张。患者无心脏病病史，腹腔静脉情况可进一步行腹部增强CT检查。（4）自身免疫性肝病。患者合并具有典型的口干、眼干临床表现，有干燥综合征的可能。而干燥综合征容易合并原发性胆汁性肝硬化，进一步行抗线粒体抗体等自身免疫性肝病检查。同时，行免疫球蛋白、抗核抗体等检查，请眼科会诊，明确是否为干燥综合征。（5）遗传代谢性疾病。无家族史，但也缺乏肝脏病理结果。（6）工业毒物或药物。患者并无相关接触史。

【诊疗经过】患者查乙型肝炎表面抗原：阴性；丙型肝炎抗体：阴性；甲型肝炎抗体：IgM 0.17 S/CO（0～0.8）；戊型肝炎抗体IgM：0.13 S/CO（0～1.2 S/CO）；血吸虫IgG抗体：阴性；抗肝肾微粒体I型抗体：1.27U/ml（＜20U/ml）；抗可溶性肝抗原IgG抗体：1.70U/ml（＜20U/ml）；抗线粒体抗体（M2）：2.58U/ml（＜20U/ml）；甲胎蛋白：3.75ng/ml（0～15ng/ml）。腹腔增强CT：肝脏形态表面光整，各叶比例协调，肝实质内未见异常密度影，肝内外胆管无扩张，增强扫描未见明显异常强化。门脉左支增粗。门脉主干直径约15mm，脾静脉宽17mm，食管胃底见迂曲增粗血管影。脾脏增大，实质内未见异常密度影（图1）。腹部增强

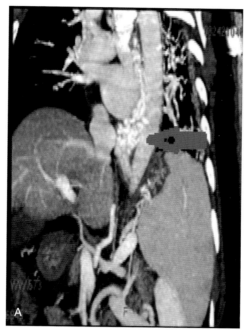

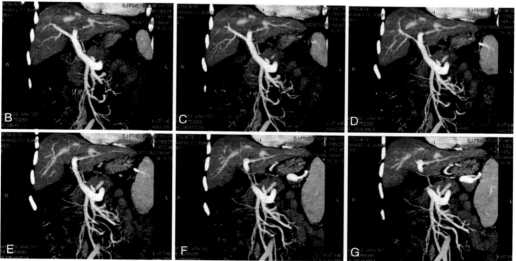

图 1　肝脏形态表面光整，各叶比例协调，肝实质内未见异常密度影，肝内外胆管无扩张，增强扫描未见明显异常强化。门脉左支增粗。门脉主干直径约 15mm，脾静脉宽 17mm，食管胃底见迂曲增粗血管影。脾脏增大，实质内未见异常密度影

核磁共振成像：肝 S1、S5、S6 可见多发类圆形异常信号，T1WI 边缘等或稍高信号，中心呈稍低信号，T2WI 呈稍高信号；增强后各期与肝实质强化程度基本一

致，部分病灶中心延迟强化呈高信号。考虑特发性非肝硬化性门脉高压可能（图2）。查ANA（间接免疫荧光）：1∶160 均质型；抗SSA/Ro52抗体：阳性；抗dsDNA抗体、抗Scl-70抗体及抗Jo-1抗体均阴性。查唇腺活检：间质灶状淋巴细胞浸润（多灶，均＞50个/4mm²）。

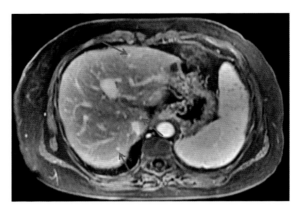

图2　肝 S1、S5、S6 可见多发类圆形异常信号，T1WI 边缘等或稍高信号，中心呈稍低信号，T2WI 呈稍高信号；增强后各期与肝实质强化程度基本一致，部分病灶中心延迟强化呈高信号

　　【第二次讨论】患者口干、眼干多年，查体发现猖獗龋齿，抗SSA/Ro52抗体 阳性，唇腺活检发现灶状淋巴细胞浸润，诊断为原发性干燥综合征。原发性干燥综合征患者肝脏损害并不少见，其主要原因有病毒性肝炎、自身免疫性肝病及药物性肝损害等。病毒感染中，在亚洲主要是乙肝病毒感染，在欧洲主要是丙肝病毒感染。在自身免疫性肝病中，干燥综合征最容易合并原发性胆汁性肝硬化（PBC），其次是自身免疫性肝炎，自身免疫性肝炎合并原发性胆汁性肝硬化（AIH-PBC）重叠综合征也有少量报道[1]。但本患者查病毒性肝炎相关指标均阴性，查自免肝相关抗体均阴性，但腹部增强CT发现了门脉高压表现，腹部增强MRI又发现了肝多发类圆形异常信号，使得肝病的诊断扑朔迷离。特别是，患者本次入院的主要原因是食管胃底静脉曲张引起的上消化道大出血，进一步明确肝脏病变的性质有重要意义。需要进一步做肝脏穿刺进行肝脏病理检查明确诊断。

　　【诊疗经过】进一步行肝脏穿刺病理：未见假小叶，支持临床无肝硬化形态学证据；主要病变为肝内门脉支异常，或缺失或形态异常或异常扩张，汇管区间质纤维组织增生，支持窦前性门脉高压表现（图3），符合特发性门脉高压症。临床、病理及影像会诊结果：诊断为肝脏结节性再生性增生。

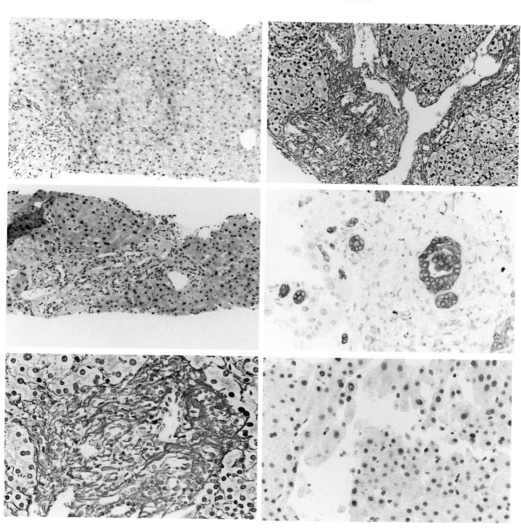

图 3　肝穿组织可见中小汇管区，小叶结构保留，细胞轻度大小不一，局部细胞胞质疏松水肿，汇管区炎症不显著（HE 染色）。部分汇管区扩大，纤维组织轻度增生（网织染色）。汇管区小胆管增生，数目增多（HE 染色）。汇管区周边轻度细胆管反应（CK19 染色）。部分汇管区未见小动脉及小胆管伴行门脉支、门脉支异常扩张。普通切片（HE）×10，免疫组化（IHC）×10

【治疗转归】给予患者羟氯喹 200mg bid 长期治疗。随访4年未再出现消化道出血。

专家点评

　　肝脏结节样再生性增生（Nodular Regenerative Hyperplasia , NRH）是一种并不少见的肝脏疾病，由于诊断主要靠病理，临床上经常被忽视，其主要表现为肝实质弥漫小结节增生，可以导致门静脉高压，表现为门静脉高压导致的一系列并发症，如腹水、消化道出血等。自身免疫疾病、血液系统疾病、肿瘤、药物及感染等诸多因素与本病发生相关。在系统性红斑狼疮、类风湿关节炎、系统性硬化症、抗磷脂综合征等自身免疫疾病中均有发生NRH的报道[2]。原发性干燥综合征并发肝脏结节样增生报道较少，但NRH可以导致消化道出血、腹水等门脉高压症状。及时完善肝脏增强核磁检查有助于发现再生结节，进一步的病理检查可以确诊。NRH的治疗主要针对门脉高压及其并发症，低钠饮食、使用利尿剂及食道静脉曲张套扎术等治疗可以采用。本例在上消化道大出血的急性期及时行食道静脉曲张套扎术成功止血。反复出现消化道出血的难治性患者，可以采用门脉分流术或经颈静脉肝内分流术[3]。需要肝移植的患者很少。针对干燥综合征，本例给予羟氯喹 200mg bid 治疗，且随访4年，未再出现消化道出血。羟氯喹对NRH是否有治疗作用，目前尚没有文献报道。干燥综合征合并NRH患者使用糖皮质激素能否改善NRH的病程同样没有文献报道。可以参考的是一篇关于系统性红斑狼疮患者并发NRH的报道提出糖皮质激素不能改善NRH的病程[4]。有很大一部分NRH患者终生不出现症状，因此，干燥综合征是否与NRH存在发病机制上的联系尚不清楚。一些干燥综合征患者中出现不明原因门静脉高压，需要考虑到本病可能。

参考文献

[1]　Zeron Pilar Brito,Retamozo Soledad,Bové Albert, et al. Diagnosis of liver involvement in primary Sjögren syndrome[J].J Clin Transl Hepatol, 2013, 1: 94-102.

[2]　Hartleb M , Gutkowski K , Milkiewicz P . Nodular regenerative hyperplasia: evolving concepts

on under diagnosed cause of portal hypertension[J]. World J Gastroenterol, 2011, 17(11):1400-1409.

[3]　Schouten Jeoffrey NL,Verheij J, Janssen-Harry LA,et al.Non-cirrhotic portal hypertension: rare cause of upper gastrointestinal bleeding[J] .Ned Tijdschr Geneeskd, 2010, 154: A1276.

[4]　Leung VKS , Loke TKL , Luk ISC, et al. Nodular regenerative hyperplasia of the liver associated with systemic lupus erythematosus: three cases[J]. Hong Kong Med J, 2009, 15(2):139-142.

儿童重症神经精神狼疮 1 例

檀晓华　李　丽　李彩凤

单位：首都医科大学附属北京儿童医院

【导语】一例以"反复血小板减少、理解力下降、惊厥"为主要临床表现的学龄期女童，病程中患儿多次出现皮肤出血点、瘀斑，并伴有感染后理解力下降、惊厥发作和视野缺损表现，监测血常规可见血小板降低，多次头颅影像学提示顶枕叶脑白质病变，激素联合免疫抑制剂治疗效果欠佳。通过多次讨论病例，我们从患儿病史及异常指标入手，最终确立了正确的诊断，并进行了相应的治疗。这一病例的讨论将帮助我们深入了解儿童重症系统性红斑狼疮，强调临床和辅助检查相互结合以及长期随诊的重要性。

【主诉】患儿，9岁，因"反复血小板减少10个月，皮肤出血点6天"入院。

【现病史】患儿自2016年起无明显诱因出现头晕、鼻衄，否认皮疹、脱发、冻疮、关节肿痛等，监测血常规示血小板波动于（46～72）×10^9/L，其余两系正常，抗核抗体（ANA）1∶640，抗双链DNA（ds-DNA）抗体（－），补体正常，考虑免疫因素相关，未予特殊处理。2017年3月患儿上呼吸道感染后全身散在皮下出血点、瘀斑及鼻衄，就诊于我院。查白细胞（WBC）6.22×10^9/L，血红蛋白（Hb）91g/L，血小板（PLT）1×10^9/L，尿常规：蛋白（＋），潜血（＋＋）；红细胞沉降率（ESR）未见异常；补体C3 0.75g/L（降低），补体C4 0.125g/L（降低），ANA滴度1∶1280，抗ds-DNA抗体（－），抗可溶性抗原抗体（ENA）谱提示抗Ro-52抗体弱阳性；抗磷脂抗体谱阴性；血小板抗体阳性。骨髓细胞学检查提示巨核细胞增多，血小板数目减少。

【既往史、个人、家族史】无特殊。

【入院查体】发育正常，营养良好，贫血面容，神经清楚，精神可，呼吸平稳。全身皮肤黄染，无皮疹，全身散在陈旧性皮下出血点，皮肤弹性可。颈部可触及数枚肿大淋巴结，0.5cm×0.5cm，质软，活动度可，余浅表淋巴结未触及肿大。咽不红，口腔无溃疡及瘢痕，扁桃体不大，表面无脓性分泌物。双肺呼吸音粗，未闻及干湿性啰音，心律齐，心音有力，未及心脏杂音，腹平坦，触软，无压痛、反跳痛，肝脾肋下未触及，肠鸣音正常。四肢关节无红肿，肌力、肌张力正常，双侧4字征阴性，神经系统查体未见异常。

【第一次讨论】该患儿为学龄期女孩，急性起病，主要症状为皮肤出血点、瘀斑，伴有鼻衄，监测血常规可见血小板明显减低，骨髓学检查未见血液系统恶性疾病，故考虑免疫性血小板减少症（ITP）。患儿病程中除血液系统受累外，出现肾脏受累、免疫学指标异常，根据1997年ACR关于SLE诊疗指南[1]可诊断系统性红斑狼疮，同时根据系统性红斑狼疮疾病活动度评分–2000（SLEDAI–2000）评分为7分（轻度活动）。

【诊疗经过】患儿于我院住院期间，予丙种球蛋白静点（2g/kg），同时加用醋酸泼尼松［2mg/（kg·d）］及吗替麦考酚酯［20mg/（kg·d）］口服治疗，后于我院门诊规律随诊治疗10个月，疾病处于低活动度（SLEDAI–2000为2～4分）。2018年1月患儿出现发热、视物不清、头痛、理解力下降及惊厥发作，表现为大发作，持续时间5分钟。再次入院，查ANA 1∶640，抗dsDNA抗体（–），磷脂抗体（–），头颅核磁提示左侧顶枕交界处白质异常信号（图1），脑脊液病原学、免疫学及肿瘤标记物检查（–）。根据患儿原发病为系统性红斑狼疮，经积极治疗后患儿血液系统表现明显好转，但出现神经系统表现，结合辅助检查首先考虑神经精神性狼疮，SLEDAI–2000评分为14分。治疗上停用吗替麦考酚酯及醋酸泼尼松片，予甲泼尼龙［30mg/（kg·d）］大剂量冲击，丙种球蛋白（2g/kg）免疫治疗，环磷酰胺（600mg/m²）静点及对症降颅压治疗[2,3]，患儿症状好转后出院。2018年3月患儿再次出现头痛、肢体痛伴视野缺损，复查头颅核磁提示左侧顶枕叶脑白质内、左侧脑室枕角旁、左侧海马异常信号较前增多、增大（图2），头颅增强核磁提示两侧脑室后部旁及胼胝体压部多发异常强化，以左侧脑室三角区及枕角旁明显，呈放射状，可见新发病变（图3）。头颅核磁共振波谱分析（MRS）提示左枕叶病变区

N-乙酰天门冬氨酸（NAA）峰明显降低，胆碱（Cho）峰明显升高，乳酸（Lac）峰出现，考虑淋巴瘤（图4）？后行全麻神经导航引导下颅内病变（左枕）活检术，术中病理回报"不除外系统性红斑狼疮之颅脑（枕叶）改变"（图5）。

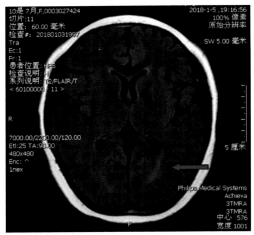

图1　2018年1月，头颅磁共振成像（MRI）可见左侧顶枕交界处白质异常信号（红色箭头所示）

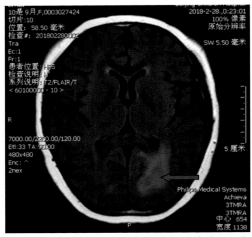

图2　2018年3月，头颅磁共振成像（MRI）可见左侧顶枕脑白质内、左侧脑室枕角旁、左侧海马异常信号较前增多（红色箭头所示）

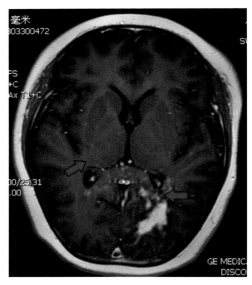

图3　2018年3月，头颅增强磁共振成像（MRI）提示两侧脑室后部旁及胼胝体压部多发异常强化，以左侧脑室三角区及枕角旁明显，呈放射状，可见新发病变（红色箭头所示）

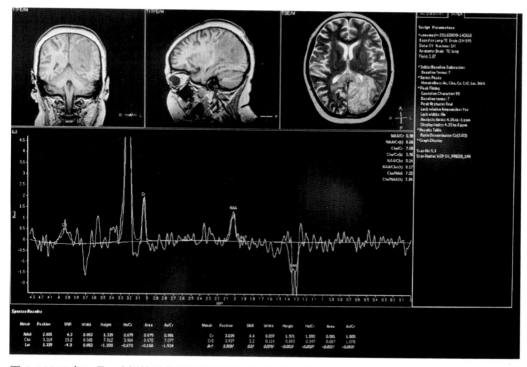

图 4　2018 年 3 月，头颅核磁共振波谱分析（MRS）提示左枕叶病变区 N–乙酰天门冬氨酸（NAA）峰明显降低，胆碱（Cho）峰明显升高，乳酸（Lac）峰出现，考虑淋巴瘤？

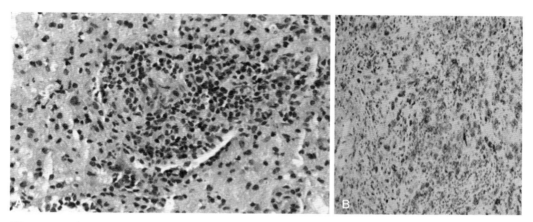

图 5　2018 年 4 月，颅内病变部位病理，不除外系统性红斑狼疮之颅脑（枕叶）改变。A. HE 染色；B. CD68 表达情况（×40 倍）

【第二次讨论】神经精神性狼疮（NPSLE）是指继发于系统性红斑狼疮（SLE）、合并神经系统受累的患者，病变可累及中枢、外周神经系统的任何部位，也可以表现为焦虑症、认知功能障碍、情感障碍等精神症状。NPSLE的神经系统影像学表现无特异性，研究表明MRI可发现75%的SLE病人伴有颅内病变。大面积脑梗死以及海马萎缩可具有较明显的临床症状；解剖学异常与神经精神症状的相关性较差。此外，无论临床是否具有NPSLE症状，皮层下白质T2加权像高信号可见于20%～50%的SLE病人，也可见于75%的SLE伴抗磷脂综合征病人。关于NPSLE患儿MRI表现发生情况的研究结论表明，影像学可见脑萎缩（18.5%）、基底动脉支配区域梗死（3%）、大脑白质局灶T2加权像高信号（3%）、大脑皮层灰质损伤（3%）等。本例患儿在确诊为SLE并治疗后，血液系统病变好转，但逐渐出现神经系统表现，包括视物不清、头痛、头晕、理解力下降等与起病后14个月发生符合NPSLE的发病特点，病程中多次头颅MRI提示脑室后部旁及胼胝体压部多发异常强化并进行性扩大，MRS提示"左枕叶病变区NAA峰明显降低，Cho峰明显升高"；病理结果提示"可见大量淋巴细胞、浆细胞及吞噬细胞浸润，部分血管壁及血管周围可见多量淋巴细胞聚集，符合血管炎"。专科治疗后患儿颅内病变范围仍有扩大，且MRS可见Lac峰出现，经过多学科讨论，患儿年龄小，仍不能除外淋巴瘤可能，可进一步完善基因学等明确。

【诊疗经过】患儿原发病为SLE，此次出现神经系统表现，目前处于疾病急性期，结合患儿多次影像学及病理学结果，首先考虑SLE+NPSLE[4]，治疗上继续予大剂量激素冲击抗炎，阿司匹林抗凝，同时加用抗CD20单克隆抗体（利妥昔单抗100mg/m²·剂，每周1剂，共连用4剂），联合环磷酰胺冲击治疗（600mg/m²·剂，每2周1剂，共连用2剂，此后改为800mg/m²·剂，每4周1剂）。患儿耳鸣症状消失，视野缺损程度及肢体纤颤较前改善，免疫学抗体及炎症性指标恢复正常范围。

【第三次讨论】再次总结患儿的病例特点，以血小板减少起病，病程中出现神经系统表现，监测炎性指标、免疫学指标异常，多次头颅影像学可见颅内病灶及强化，病理学提示血管炎性改变，同时全外显子检查结果提示"SLE 6型易感杂合基因，同时存在家族性噬血细胞性淋巴组织细胞增多症相关PRF1基因杂合突变"，故诊断SLE。该患儿可能出现以免疫学异常为基础的临床表型，组织病理学改变导致细胞代谢和凋亡异常，急性期大量炎性细胞浸润，改变血管内皮通透性，局部组织细胞坏死伴胶质增生，可降低神经元–轴突密度，进而NAA水平下降；同理造成Cho水平升高，MRS峰值明显。治疗期间所进行的脑脊液细胞学、生化、免疫学及肿瘤学检测均（-），血清免疫学检测结果正常，这与临床症状和神经系统影像学变化不符，故需补充诊断NPSLE。中枢神经系统淋巴瘤是一种高度侵袭性的非霍奇金淋巴瘤，仅影响中枢神经系统，包括大脑、眼睛、脊髓和脑脊液。临床表现多与肿瘤位置有关，主要表现为局灶性神经功能受损、神经精神症状或颅内压增高，有些患者还会出现眼部受累，表现为视物模糊、视力下降、眼痛及畏光等，病理检查多为弥漫性B细胞浸润。MRI检查表现为孤立性或多灶性病变，病变通常位于脑室周围，累及脑白质，该类患者的MRS通常显示Cho峰升高，NAA峰中度降低，CR峰轻度降低，Lip峰显著升高[5]。患儿MRS结果提示"左枕叶病变区Cho峰明显升高，NAA峰下降，出现Lac峰，右枕叶、左额叶病变Cho峰或Cho/Cr值轻度升高，仍不能除外中枢神经系统淋巴瘤"，但脑组织病理"未见B细胞单克隆增生性病变，考虑血管炎"，加强原发病治疗后，临床症状稳定，头颅MRS显示较前相比，左侧枕叶NAA、Cho、Cr峰明显下降，右侧颞叶Cho峰略高，NAA峰略低，未见明确的Lip、Lac峰，故不支持淋巴瘤诊断。

【治疗转归】利妥昔单抗及环磷酰胺治疗1年后，患儿无主观不适，2022年8月复查头颅MRS（图6）显示与治疗前相比，左侧枕叶NAA、Cho、Cr峰明显下降。一方面提示治疗有效，免疫相关性血管炎可能性大；另一方面，不支持淋巴瘤的诊断。患儿至今已完成16个疗程环磷酰胺治疗方案，目前口服醋酸泼尼松3.75mg/d，吗替麦考酚酯 1g bid，左乙拉西坦、拉考沙胺及奥卡西平对症止惊，华法林3mg/d抗凝，长期于风湿科及神经内科随诊；临床症状稳定，影像学较前改善。

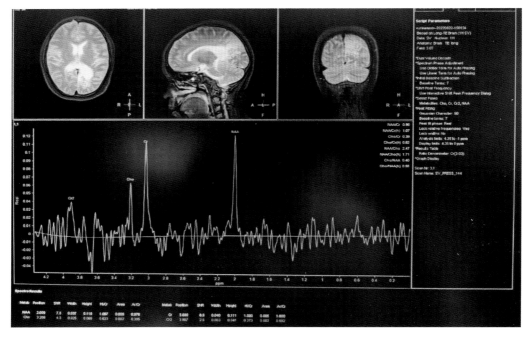

图 6　2022 年 8 月，头颅核磁共振波谱分析（MRS）提示左枕叶病变区 N– 乙酰天门冬氨酸（NAA）峰明显降低，胆碱（Cho）峰降低，结合平扫，考虑脑组织损伤坏死

专家点评

1. 要重视影像、病理和临床的结合：对于本例而言，不同时间点的影像学特点曾提示恶性肿瘤、血管炎性疾病中枢神经系统受累、嗜血细胞综合征等多种可能性，然而这些诊断均无法完全解释患儿的临床病情。事实上，依赖病理学结果或影像学异常往往难以解释全面的临床图景，因此，为了更准确地理解疾病过程和确定最终诊断，必须将这些检查结果与患儿的临床表现、病史以及治疗反应等多方面因素相结合进行全面分析。尤其是治疗后疾病转归尤为重要。

2. 要重视疾病的临床发展过程和病情变化的细节：本例患儿临床表现复杂，涉及多个系统受累，难以直接形成清晰的鉴别诊断思路。初期鉴别诊断从系统性红斑狼疮、免疫性血小板减少症及抗磷脂综合征等角度入手，但未能明确诊断。最终成功确定诊断的关键因素在于全面考虑了多个疾病发生发展的细节，包括免疫学异常、影像学异常、病理检查结果等，结合了患儿的病史演变过程，才能看到疾病全局。

　　3. 要重视随访和疗效评估：在处理复杂疑难疾病时，必须仔细监测早期治疗的反应，以确保及时获得反馈并进行必要的调整。在这个病例中，最终诊断为SLE+NPSLE，且治疗后反应较好。临床医生应密切关注患儿的病情发展，进行及时的随访，以改善患儿的预后。

参考文献

[1]　Hochberg MC.Updating the American College of Rheumatology revised criteria for the classification of systemic lupus erythematosus[J]. Arthritis Rheum, 1997, 40(9):1725.

[2]　Eve Smith, Ethan Sukumar Sen, Clare EP. Diagnosis and treatment of childhood-onset systemic lupus erythematosus (European evidence-based recommendations from the SHARE initiative)[J]. Arch Dis Child Educ Pract Ed, 2019, 104(5):259-264.

[3]　The American College of Rheumatology nomenclature and case definitions for neuropsychiatric lupus syndromes[J]. Arthritis Rheum, 1999, 42(4):599-608.

[4]　Magro-Checa C, Kumar S, Ramiro S, et al. Are serum autoantibodies associated with brain changes in systemic lupus erythematosus? MRI data from the Leiden NP-SLE cohort[J]. Lupus, 2019, 28(1):94-103.

[5]　Mortilla M, Ermini M, Nistri M, et al. Brain study using magnetic resonance imaging and proton MR spectroscopy in pediatric onset systemic lupus erythematosus[J]. Clin Exp Rheumatol, 2003, 21(1):129-135.

不明原因发热－肺、肝、脾多发结节

李君[1] 姜楠[1] 王健[2] 师晓华[3]

单位：1.中国医学科学院北京协和医院风湿免疫科
　　　2.中国医学科学院北京协和医院放射科
　　　3.中国医学科学院北京协和医院病理科

【导语】一例以"发热、肺肝脾多发结节"为主要表现的中老年男性患者，其临床表现复杂，累及血液系统、皮肤、肺部、肝脏、脾脏、骨骼，考虑结核感染、血液系统肿瘤及结节病均不能除外，但皮肤活检及2次肝脏穿刺活检均未能明确诊断，对抗结核及激素治疗均反应不佳，且治疗后病变进一步加重，最终依靠外科手术活检才明确诊断。这一病例的诊断过程充分展现了不明原因发热的诊断难度和复杂性。

【主诉】患者男，64岁，因"发现白细胞减少3年，间断发热2年"于2019年5月31日入院。

【现病史】3年前患者体检时发现白细胞减少，白细胞计数（WBC）2.6×10^9/L，中性粒细胞绝对值（Neut）1.4×10^9/L，血红蛋白（Hb）、血小板计数（PLT）正常，无发热等不适，未在意。25个月前患者出现双小腿多发红色斑丘疹，无瘙痒、疼痛，当地医院皮肤科查血常规正常，诊断"过敏性紫癜"，予甲泼尼龙（12mg，1次/日，口服）及外用药物治疗，1个月后皮疹消退，激素逐渐减停。2年前患者出现间断发热，1~3次/周，最高体温38.5℃。当地查血WBC 3.2×10^9/L，Neut 2.4×10^9/L；红细胞沉降率（ESR）107mm/h；结核感染T细胞检测（T-SPOT.TB）492SFC/10S6MC；血培养×3（－）；抗核抗体（ANA）、抗中性粒细胞胞浆抗体（ANCA）阴性。胸部CT见双肺微小结节。正电子发射断层扫描/计算机断层扫描（PET/CT）未见恶性征象。骨髓穿刺+活检未见明显异常。左下肢皮肤活检提示"色素性紫癜性皮病"，未予特殊治疗。1个月前患者出现双上肢、胸前散在斑丘疹，当地查WBC 1.4×10^9/L，Neut 0.9×10^9/L，Hb 65g/L，平均红细胞体积（MCV）104.5fl，PLT 41×10^9/L；T-SPOT.TB 193SFC/10S6MC；血清免疫固定电泳、染色体核型分析、骨髓增生异常综合征（MDS）+再生障碍性贫血（AA）相关抗原阴性。PET/CT（图1）：全身骨髓代谢弥漫性增高，最大标准摄取值（SUV_{max}）6.5；双肺多发稍高代谢结节，SUV_{max} 1.5；肝脏代谢斑片状增高，SUV_{max} 5.3；颈部、纵隔及肺门、肝门区、腹膜后、腹股沟多发高代谢淋巴结，SUV_{max} 6.2，右髋关节代谢增高灶。加用甲泼尼龙24mg，2次/日，口服，患者体温正常2周后再次发热，复查胸部CT见两肺多发结节。腹部增强CT：肝脏、脾脏多发低强化结节。甲泼尼龙减量为20mg，1次/日，口服，予哌拉西林他唑巴坦及左氧氟沙星治疗10日，卡泊芬净治疗3日，异烟肼（0.3g，1次/日，口服）及利福平（0.45g，1次/日，口服）治疗3周，症状无改善。

【既往史】20余年前曾行声带肿物切除术。

【个人、婚育、家族史】无特殊。

【入院查体】生命体征平稳，双上肢可见数个红色斑疹（图2），双小腿伸侧见斑点状色素沉着，心肺查体未及明显异常，腹软无压痛，肝肋下2指，质地中，脾脏未触及，双下肢无水肿，病理征阴性。

【第一次讨论】患者老年男性，慢性病程，主要临床表现为发热、皮疹、血三系减低及肺、肝、脾多发结节，炎症指标显著升高，PET/CT提示全身多发淋巴结代谢增高，骨髓及肝脏异常代谢灶；激素及多种抗生素治疗效果欠佳。病因方面，应首先考虑感染性疾病。患者长期发热，肺部多发结节，多发淋巴结代谢增高，T-SPOT.TB多次阳性，应高度警惕结核感染，血三系减低在结核患者虽较少见，但中毒症状重、炎症明显者可以出现。应完善胸部高分辨CT（HRCT）、结核菌素（PPD）试验、痰病原学、血培养，必要时行支气管镜检查。其他感染性疾病方面，重症细菌、真菌感染时可造成骨髓急性造血停滞，出现血三系减低，与该患者临床表现不符，可能性小。病毒感染多为自限性，仅Epstein-Barr病毒（EBV）、人类免疫缺陷病毒（HIV）等少数病毒感染可呈现慢性病程，患者多次筛查病毒相关指标均阴性，暂不考虑。患者多次查总IgE升高，需除外寄生虫感染可能，应多次留取粪便找寄生虫。除感染外，需警惕肿瘤性疾病可能，患者血三系减低，淋巴结、骨髓、肝脏代谢增高，淋巴瘤不能除外，但病程较长，LDH正常，外院曾完善骨髓穿刺、活检及其他血液系统肿瘤相关筛查，均无阳性发现，目前无血液系统肿瘤明确提示。实体肿瘤方面，外院曾筛查肿瘤指标、PET/CT，均无实体肿瘤证据，可能性较小。自身免疫性疾病方面，结节病可出现肺、肝、脾多发结节、淋巴结肿大、皮疹，部分患者亦可出现血三系减低，可解释患者病情全貌，但患者激素治疗效果不佳为不支持点，需完善血清血管紧张素转换酶（SACE），必要时寻找病理证据协助诊断。其他自身免疫疾病难以解释患者肺、肝、脾多发结节，多次查ANA谱、ANCA均阴性，暂不考虑。

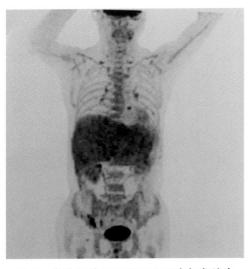

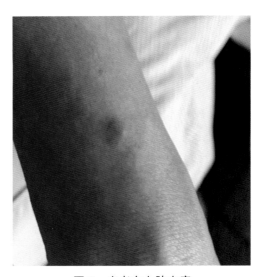

图1　当地医院PET/CT示双肺多发稍高代谢结节，肝脏斑片状代谢增高，全身骨髓代谢弥漫性增高，多发淋巴结代谢增高，右髋关节代谢增高灶

图2　患者右上肢皮疹

【诊疗经过】患者入北京协和医院风湿免疫科后，继续异烟肼（0.3g，1次/日，口服）、利福平（0.45g，1次/日，口服）及泼尼松（15mg，1次/日，口服）治疗，患者仍间断发热，最高体温38℃，监测血三系进一步下降：WBC 2.59→1.47×10^9/L，Neut 1.80→0.81×10^9/L，Hb 80→53g/L，PLT 82→49×10^9/L；查超敏C反应蛋白（hsCRP）100→160mg/L，ESR＞140mm/h；PPD试验

（+++）、T-SPOT.TB 424SFC/10S6MC，余感染筛查（-）；抗人β_2糖蛋白Ⅰ（β_2GPⅠ）-IgG、IgM（+），抗心磷脂抗体（ACL）-IgG（+），肿瘤标志物、M蛋白、ANA谱、抗可溶性核抗原（ENA）抗体、ANCA谱、SACE、血涂片、骨髓涂片+活检+培养均未见明显异常。胸部HRCT（图3A-B）：双肺多发小结节。腹盆增强CT（图3C-D）：肝脏增大，肝实质多发低强化小结节。2019年6月13日起改为异烟肼（0.3g，1次/日，口服）、利福平（0.45g，1次/日，口服）、乙胺丁醇（0.75g，1次/日，口服）及左氧氟沙星（0.5g，1次/日，口服）四联抗结核治疗，1周后出现高热，最高体温＞39℃，考虑药物热不除外，停用所有抗结核药物，体温无好转。因继发院内感染不除外，予头孢他啶（2g，2次/日，静脉输液）抗感染无效。行右上肢皮肤活检，病理提示间质肉芽肿性皮炎。行支气管镜：镜下所见多发碳末沉积，毛刷、灌洗液病原学均阴性，灌洗液未见瘤细胞。2019年6月28日行肝穿刺活检，病理：可见点状坏死及小灶炎细胞浸润；病原阴性。感染科及风湿免疫科专业组查房意见仍考虑结核感染可能，2019年7月10日调整为异烟肼（0.3g，1次/日，口服）、利福平（0.45g，1次/日，口服）、乙胺丁醇（0.75g，1次/日，口服）及吡嗪酰胺（0.5g，3次/日，口服）四联抗结核治疗，泼尼松加量至40mg，1次/日，口服控制炎症。患者每日仍有发热，最高体温38℃左右，皮疹部分好转，监测WBC 3.0×10^9/L左右，Hb 70~80g/L，PLT（88~100）×10^9/L；炎症指标无明显下降（ESR＞140mm/h，hsCRP 100~150mg/L）。2019年8月16日复查腹盆增强CT：肝脏内病灶较前增多。肝区动态MRI：肝内见弥漫多发结节状强化减低影，部分呈环形强化；脾内多发结节。行PET/CT（图4）：与外院PET/CT比较，肝内多发代谢增高灶较前数量明显增多、体积增大，SUV_{max} 10.0；右髋病变较前范围增大，新出现L1椎体代谢增高灶，SUV_{max} 10.4；以上病变结合病史不能除外恶性病变。2019年8月29日再次行超声引导下行肝内穿刺活检术，病理：部分肝细胞肿胀，可见散在脂肪变性，汇管区轻度扩大，纤维组织增生伴慢性炎细胞浸润，符合慢性肝损伤。肝穿刺组织匀浆培养、抗酸染色、结核分枝杆菌/非结核分枝杆菌-脱氧核糖核酸（TB/NTM-DNA）、结核分枝杆菌基因检测（Xpert）均（-）。

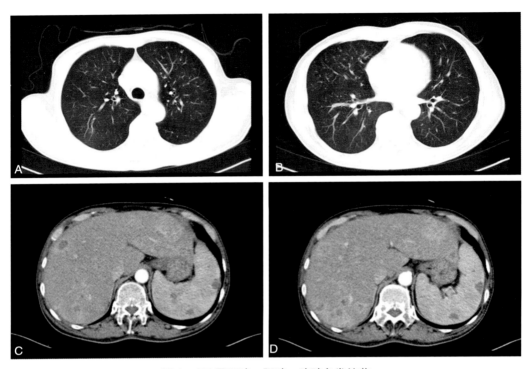

图 3   CT 见双肺、肝脏、脾脏多发结节

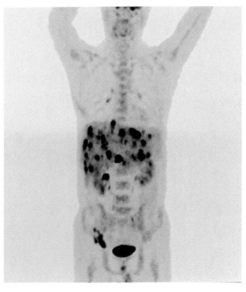

图 4   北京协和医院 PET/CT 示肝内多发代谢增高灶，较前数量明显增多、体积增大；右髋病变较前范围增大；新出现 L1 椎体代谢增高灶

【第二次讨论】患者肺内病变表现为多发微小结节，沿支气管血管束分布，符合结核感染表现，且PPD、T-SPOT.TB强阳性，均支持结核诊断；但患者呼吸道、皮肤、肝脏多部位病原学结果均阴性，病理均未见结核典型表现，且经过正规抗痨治疗2个月后肝、脾病变未见好转，反而明显增多增大，为最大不支持点。除结核外，还应考虑到一些特殊病原体，特别是非结核分枝杆菌、念珠菌、组织胞浆菌等。患者PET/CT提示恶性病变可能，且经抗结核治疗后病变进一步加重，故血液系统肿瘤可能性进一步增大，部分淋巴瘤患者可能需多次活检方能获得病理证据，皮肤病变、肝脏穿刺活检所获取标本有限，后续应设法取得组织量较多且结构完整的病理标本以协助诊断。患者SACE阴性，应用激素后病变加重，虽不符合结节病典型特点，但目前仍不能完全除外，病理对于结节病的诊断亦有重要意义。目前患者诊断不明，结核、淋巴瘤、结节病均不能除外，经北京协和医院内科大查房，建议行手术肝脏病变活检送病理及病原学检查明确诊断。

【诊疗经过】患者于2019年9月24日行腹腔镜探查+肝脏病变活检，术中见肝脏肿大、颜色稍暗，表面可见多发白色小结节（图5），予切除病变送病理及病原学检查。病理（图6）：肝组织内可见多灶上皮样肉芽肿形成，肉芽肿中央可见凝固性坏死形成，病变不除外结核等特殊感染，特染结果：网织纤维（－）、六胺银（－）、弱抗酸染色（－）、抗酸-TB（－）、PAS染色（－）、粘卡（－）；病原学回报：TB-DNA（＋），结核分枝杆菌及利福平耐药基因检测（Xpert）示结核分枝杆菌复合群（＋）、利福平耐药基因（－）。

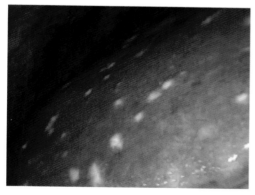

图5　腹腔镜术中见肝脏肿大，表面多发白色小结节

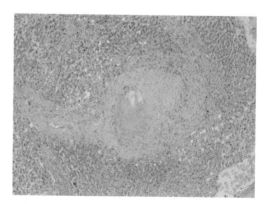

图6　肝组织内可见上皮样肉芽肿形成，肉芽肿中央可见凝固性坏死（苏木精－伊红染色法，100倍放大）

【第三次讨论】根据患者肝脏活检病理及病原学结果，考虑结核感染诊断明确。本患者之前正规抗结核治疗2个月余病情反而加重，为明确诊断带来了很大困难，其原因考虑与菌株耐药性、患者年龄较大、白细胞减低及治疗过程中应用激素等多种因素相关。此外，本患者多次、多部位传统病原学检查结果均为阴性，病理无特异性提示，最终依靠手术活检的病理学及分子学技术明确诊断，提示取得明确病变部位标本及应用新型技术对于疑难病例诊断的重要性。

【治疗转归】患者最终诊断为播散性结核菌病、粟粒性肺结核、肝结核、脾结核、骨结核，调整治疗为6联抗结核：异烟肼（0.4g，1次/日，静脉输液）、利福平（0.45g，1次/日，口服）、乙胺丁醇（0.75g，1次/日，口服）、莫西沙星（0.4g，1次/日，静脉输液）、丁胺卡那霉素（0.4g，1次/日，静脉输液）、利奈唑胺（0.6g，1次/日，口服），泼尼松渐减至5mg，1次/日，口服。患者体温高峰下降，血白细胞、血小板恢复正常，血红蛋白较前上升，复查影像学提示肺部、肝脾病变较前好转，出院至结核病专科医院继续治疗。

专家点评

　　本例为诊断非常困难的不明原因发热病例，考虑结核、淋巴瘤、结节病均不能除外，经多种实验室、影像学、病原学、病理学检查仍不能明确诊断，试验性治疗亦效果不佳，最终依靠外科手术活检才明确诊断。根据统计学数据，不明原因发热患者经住院积极排查后仍有15%～20%无法明确病因，在明确病因的患者中，50%以上最终证实为感染性疾病，而在感染性疾病中则有约40%为结核感染。换言之，在明确病因患者中，结核感染最终占20%～30%，仍为不明原因发热最重要的病因，对于诊断疑难的病例，永远不能忽视结核的可能性。结核感染的临床表现多种多样，少数病例表现非常不典型，需要临床医师极为细致耐心地进行分析及鉴别。风湿免疫科医师常需面对诊断不明的疑难病例，除了要对本科室疾病有深入理解，还需要掌握扎实的内科鉴别诊断基本功，对各种可能病因进行全面考虑，才能做出正确诊断。

肺结节－肝脾肿大－门脉高压

师天燕　孟　娟　路跃武

单位：首都医科大学附属北京朝阳医院风湿免疫科

【导语】这是一例以"肺结节、肝脾肿大、门脉高压"为主要临床表现的青年男性患者，初诊时患者脏器肿大，炎症指标正常，病变组织病理提示为肉芽肿改变，激素、免疫抑制剂治疗后病灶缩小。随诊过程中出现肝组织坏死，肝脏病理提示肉芽肿伴血管炎。通过对组织病理的多次阅片分析，我们最终确立了正确的诊断，并进行了相应的治疗。通过对这一病例的讨论，明确了在处理以多脏器肿大为临床主要特征的疾病时，临床和病理学相互结合的重要性。

【主诉】患者男，36岁，因"间断咳嗽伴咯血、脾大、淋巴结肿大5年，发现肝大2年"于2019年8月29日入院。

【现病史】患者2014年5月起无明显诱因出现咳嗽、咳痰、咯血，伴消瘦、纳差，无发热、盗汗，无喘憋、胸闷，在当地医院就诊。查体：血嗜酸性粒细胞（Eos）5.1%，碱性磷酸酶（ALP）615U/L，谷氨酰转移酶（GGT）278U/L，谷丙转氨酶（ALT）44U/L，谷草转氨酶（AST）54U/L，红细胞沉降率（ESR）、C反应蛋白（CRP）正常，胸部CT示右肺下叶阴影，腹部超声示脾大、多发淋巴结肿大，肺穿刺示慢性肉芽肿性炎且抗酸染色（+），考虑"肺结核"，规律抗痨9个月，肺部病变缩小，仍有脾大。2017年10月逐渐出现腹部膨隆，当地医院就诊：血Eos 9.9%，ALP 816U/L，GGT 245U/L，IgG 24.9g/L，IgG4正常，抗核抗体（ANA）、抗双链DNA抗体、抗可溶性核抗原（ENA）谱、抗线粒体抗体（AMA）-M2均阴性。腹部超声示肝脾大伴多发淋巴结肿大。正电子发射计算机断层显像（PET-CT）：（1）右肺下叶背段氟化脱氧葡萄糖（FDG）代谢增高灶，考虑感染；（2）肝脾肿大，膈上下多发FDG代谢轻度增高肿大淋巴结，不除外淋巴瘤。肝活检示汇管区慢性炎症改变。骨穿及活检未见明确肿瘤成分。淋巴结活检：（腹股沟）皮病性淋巴结炎伴窦性组织细胞增生；（肝门）反应性增生，以组织细胞增生为著。未予特殊治疗。2018年4月咳嗽逐渐加重，复查血常规正常，ALP 678U/L，GGT 222U/L，腺苷脱氨酶（ADA）44U/L。肺部CT示肺部阴影增大，肺活检示肉芽肿伴坏死，结核分枝杆菌（TB）-DNA、分枝杆菌DNA均阴性，过碘酸雪夫（PAS）染色、抗酸染色均阴性，考虑"肺结核"，异烟肼、利福喷汀、乙胺丁醇、左氧氟沙星及阿米卡星治疗8个月，肺部结节逐渐增大。2019年1月再次肺活检示肉芽肿伴少许炎症，考虑"耐药性肺结核"，继续二线抗结核约6个月，肺部阴影无明显改善。遂我院就诊。

【既往史】体健。

【个人、婚育、家族史】职员，否认吸烟、饮酒史。已婚，育1子。家族史无殊。

【入院查体】体温36.5℃，心率80次/分，血压127/76mmHg。发育正常，周身浅表淋巴结未及肿大。心、肺查体无殊。腹部膨隆，未触及包块，肝肋下5cm，质地中等，脾肋下7cm，未过腹正中线，质地中等，全腹无压痛。肠鸣音正常，4次/分。双下肢无水肿。

【第一次讨论】该患者青年男性，主因"肺部结节、肝脾肿大、淋巴结肿大"入院，多次化验ALP、GGT升高，外院化验ANA、抗双链DNA抗体、抗ENA谱、AMA-M2均阴性，肺部病理提示肉芽肿，肝脏病理提示汇管区炎症，淋巴结活检、骨髓穿刺及活检未见血液系统肿瘤证据，多次规律、全程抗结核治疗效果不佳。鉴别诊断考虑：（1）结节病：这是一种肉芽肿性疾病，病因不明，侵犯肺实质为主，并可累及全身多脏器，如淋巴结、皮肤、关节、肝、肾及心脏等组织。其临床表现异质性大，诊断依赖于病理，建议对该患者外院的病理进行院内会诊，若条件允许可再次获取病理以明确诊断。（2）系统性自身免疫病：该患者多脏器肿大，外院ANA、抗双链DNA抗体、抗ENA谱均阴性，需警惕IgG4相关疾病，但肺组织病理提示肉芽肿，血清IgG4水平正常，故不支持IgG4相关疾病的诊断；淋巴结提示炎症反应，需考虑抗中性粒细胞胞浆抗体（ANCA）相关血管炎，如肉芽肿性多血管炎、嗜酸性肉芽肿性多血管炎，需进一步关注血EOS计数及比例、炎症指标、ANCA等多种自身抗体结果回报。（3）组织细胞增生性疾病：这是一组由树突状细胞或单核–巨噬细胞增殖所引起的反应性或肿瘤性病变。其临床表现异质性大，诊断和分类亦依赖于病理。该病可出现肝脾肿大，但肺部受累以网状改变、囊性改变、蜂窝肺为主要表现，非该患者出现的结节影，暂不考虑该病。（4）结核和非结核分枝杆菌感染：患者以肺肉芽肿性病变就诊，外院有1次抗酸染色阳性，曾考虑结核感染，但多次规律抗结核治疗无效，考虑该病可能性小，建议取原病理片会诊复核抗酸染色。

【诊疗经过】患者于首都医科大学附属北京朝阳医院风湿免疫科住院治疗。血EOS%轻度升高，ALT 40U/L，AST 62U/L，ALP 365U/L，GGT 179U/L，总胆红素（TBil）28.3μmol/L，直接胆红素（DBil）14.7μmol/L，肌酸激酶（CK）、乳酸脱氢酶（LDH）、肌酐（Cr）、尿素氮（BUN）、尿酸（UA）正常，血管紧张素转化酶（ACE）正常，IgG 30.6g/dl，IgA 6.95g/dl，CRP、ESR、铁蛋白基本正常，补体正常，血清IgG4正常，ANA 1∶320（浆），ANCA–PR3 7.7U/ml（0～5U/ml），ANCA–MPO（–），类风湿因子（RF）、抗环瓜氨酸多肽（CCP）抗体、抗心磷脂抗体（ACL）、抗β_2–糖蛋白1抗体、自免肝抗体谱均阴性。2019年9月2日肺部CT示右肺下叶近肺门处不规则占位，远端阻塞性炎症改变；纵隔/心膈角区/肝胃间隙及腹膜后多发肿大淋巴结（图1）。同期腹部磁共振成像（MRI）示肝脾增大。腹膜后及腹腔多发肿大淋巴结。肝门静脉及脾静脉增宽，门脉高压可能（图1）。鼻窦CT未见异常。考虑肉芽肿性多血管炎？结节病？予甲泼尼龙（80mg，1次/日）静点5天，序贯甲泼尼龙（52mg，1次/日）口服，并规律减量（16mg，1次/日），联合环磷酰胺静点（9月11日静点0.4g；9月30日静点0.4g；11月8日静点0.8g），并熊去氧胆酸（0.25g，3次/日 ）口服。患者血常规、Ig均恢复正常，ALP、GGT逐渐下降，2019年9月29日肺部CT示肺部病变、淋巴结较前明显缩小。2019年11月患者出现间断发热，无畏寒、寒战，9∶00～10∶00开始，最高体温38.9℃，大汗后下午体温可降至37℃左右，伴咳黄痰，无胸闷、心悸，无腹痛、腹泻、恶心、呕吐，无尿频、尿急、尿痛，口服头孢类抗生素，效果不佳。2019年12月再次我院就诊，血白细胞（WBC）23.93×10⁹/L，中性粒细胞（NEU）94.4%，ALP 134U/L，GGT 128U/L，ALT、AST、TBil及DBil均正常，ESR 45mm/h，CRP 11.8mg/dl，ANCA（–），ANA 1∶100（浆），抗ENA谱（–），降钙素原

（PCT）3.14ng/ml，肺部CT（2019年12月27日）对比2019年9月29日，右肺下叶病变较前略吸收（图2）。腹MRI（2020年1月2日）对比2019年9月3日，肝脏增大，肝右叶新发占位，下腔静脉肝内段远端明显狭窄（图2），考虑布-加综合征、门脉高压。考虑感染，予阿莫西林舒巴坦（1.5g，1次/8小时）静点11天，患者体温恢复正常。后外院行腹腔镜下肝占位射频消融术+肝楔形切除术+肠粘连松解术+引流术，术中引流出"脓液"，术后病理：肝内肉芽肿形成，血管区血管壁增厚伴组织细胞增生。

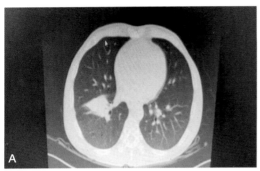
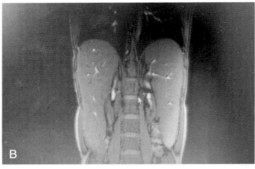

图1　患者入院后肺部高分辨CT（HRCT）。A.右肺下叶近肺门处不规则占位，远端阻塞性炎症改变；腹部磁共振成像（MRI）。B.肝脾增大。腹膜后及腹腔多发肿大淋巴结。肝门静脉及脾静脉增宽

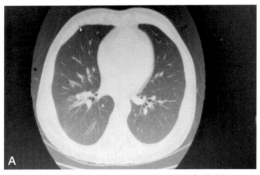
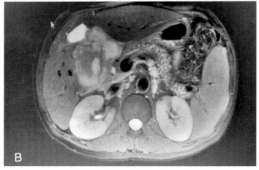

图2　患者2019年12月复查肺部高分辨CT（HRCT）。A.右肺下叶病变较前略吸收；腹部磁共振成像（MRI）。B.肝右叶新发占位，下腔静脉肝内段远端明显狭窄

【第二次讨论】患者激素、免疫抑制剂治疗后出现发热，伴咳黄痰，血白细胞、中性粒细胞比例显著升高，ESR、CRP、PCT升高，考虑感染，予抗感染治疗后发热、咳痰好转。患者虽无腹部症状，但腹部MRI示肝脏新发病变，院外行手

术切除及引流术，病理示肝脏肉芽肿性病变，并见血管炎性病灶，综上考虑肉芽肿性多血管炎，继续甲泼尼龙（16mg，1次/日）口服治疗并规律减量（8mg，1次/日），同时加用复方环磷酰胺片（50mg，1次/日）口服。患者症状稳定。后期将免疫抑制剂调整为硫唑嘌呤（100mg，1次/日）口服。文献报道，白塞综合征因血栓形成可出现布－加综合征，在临床上较为常见，但尚无肉芽肿性多血管炎并发布－加综合征的报道[1, 2]。本例患者出现布－加综合征，但肝静脉、下腔静脉内未见血栓等，且无明显高凝状态，不排除肉芽肿性病变外压或血管壁肉芽肿性病变梗阻引起的血液回流障碍。

【治疗转归】该患者规律服用激素及免疫抑制剂。现肺部病灶、肿大肝脾、布－加综合征、ALP、GGT等改变维持稳定。

专家点评

1. 要重视影像、病理和临床的结合：对于本例而言，不同时间点的组织病理学检查均提示肉芽肿，最初曾有抗酸染色阳性，但多次抗结核治疗效果不佳，复核抗酸染色阴性，结核感染基本可以排除；入院初PR3-ANCA轻度升高，但血清炎症指标正常，病理未见血管炎及坏死表现，故结节病、血管炎均不能除外，且两者的治疗方案原则相似，我们给予患者激素、免疫抑制剂治疗，患者肺部病灶较前缩小。治疗过程中患者出现发热，炎症指标及PCT升高，同时肝脏出现新发病变，首先我们考虑了感染，抗感染治疗后进一步探索肝脏病变的性质。最终通过病理确定了肉芽肿性多血管炎的诊断。

2. 要重视随访：遇到疑难疾病时，有时很难在短暂的时间内获得完全正确的诊断。为了不延误病情，在没有禁忌、治疗冲突的情况下，本着就重原则，我们应该及早治疗。后期必须严密监测病情变化、了解治疗效果，以确保及时获得反馈并进行必要的调整。在这个病例中，患者病情虽多次变化，但经过随诊，我们最终确立了正确的诊断。经过治疗，患者病情稳定，融入正常工作生活。

参考文献

[1] Lütfi Akyol, Bahtiyar Toz, Özün Bayındır, et al. Budd-Chiari syndrome in Behçet's disease: a retrospective multicenter study[J]. Clin Rheumatol, 2022, 41(1):177-186.

[2] Pyo JY, Lee LE, Park YB, et al. Comparison of the 2022 ACR/EULAR Classification Criteria for Antineutrophil Cytoplasmic Antibody-Associated Vasculitis with Previous Criteria[J]. Yonsei Med J, 2023, 64(1):11-17.

右髋疼痛 12 载

万月华　许　霖　王　昀　李坤鹏

单位：解放军总医院第一医学中心风湿免疫科

【导语】一例以"右髋疼痛"为主要临床表现的青年男性患者。患者症状持续加重，影像检查提示右侧髂骨骨质破坏，多次获得病变组织病理提示为炎性病变，对症治疗效果不佳。重新审视病史，通过查体和病史的补充，最终确立了正确的诊断，并进行了相应的治疗。这一病例的讨论让我们更加明确了临床与影像学和病理学的密不可分。

【主诉】患者男，21岁，因"右髋部疼痛12年余"于2021年3月27日入院。

【现病史】患者于2009年受凉后出现右髋部刺痛，右侧腹股沟肿胀，活动后加重，休息后疼痛缓解，此后反复出现右髋部疼痛，程度较轻，休息后均可缓解。2015年军训后上述症状加重，活动受限，夜间无法入睡，短暂应用激素（具体药物名称与剂量不详）、抗生素症状可缓解，后续仍有反复发作。2017年于外院检查：红细胞沉降率（ESR）48mm/h、C反应蛋白（CRP）18.02mg/L。骶髂关节CT表现：右侧髂骨骨质膨胀、硬化，多发凿样骨质破坏，周围软组织肿胀，累及右侧骶髂关节。右髋关节间隙稍窄；影像学诊断：右侧髂骨骨质破坏，伴软组织肿胀（图1）。骶髂关节MRI：右侧髂骨骨质破坏，普遍骨髓水肿，可见小囊状长T2信号，周围软组织肿胀明显，右侧骶髂关节积液，关节面毛糙，骶骨关节面下骨髓水肿。增强后骶骨及周围软组织较明显强化；影像学诊断：恶性病变不能除外。右侧髂骨穿刺活检：反应性增生的骨小梁，骨小梁间隙内血管增生，骨膜纤维组织增生，骨旁为横纹肌、血管、脂肪及纤维组织，伴间质黏液变性。对症止痛治疗，时有反复，右髋关节活动进一步受限，且逐渐出现左髋不适，活动需挂拐。

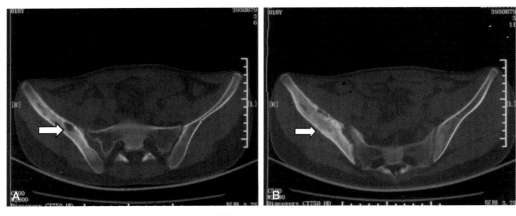

图1　骶髂关节CT（2017年）
A：右侧髂骨多发凿样骨质破坏（箭头）；B：骨质膨胀、硬化（箭头）。

2020年10月外院化验ESR 3mm/h，CRP 3.48mg/L，HLA-B27、类风湿相关筛查阴性。碱性磷酸酶、血钙及血磷正常。骨盆常规MRI：右侧髂骨近髋臼上方弥漫大片异常信号，右侧骶骨片状T2压脂高信号，炎症改变可能；右侧髂骨翼多发囊性灶；右侧髋关节积液，左髋关节少量积液（图2）。骶髂关节CT：双侧骶髂关节面欠光整，关节面骨质稍硬化，关节面下小囊变，右侧为著，右侧关节间隙狭窄，不除外炎性改变（图3）。行右侧髋臼病灶穿刺活检、骨水泥封闭。常规病理：少许碎骨及骨髓组织。组织培养：奴卡菌、放线菌阴性，抗酸染色阴性，无细菌及真菌生长。诊断考虑脊柱关节炎，口服柳氮磺吡啶1g 2次/日治疗，髋部疼痛较前减轻。

【既往史】2010年曾因骑车摔倒有髋部挫伤，很快恢复，未影响生长发育。

【个人、婚育、家族史】学生，否认吸烟、饮酒史。未婚未育。家族史无殊。

【入院查体】体温 36.9℃，脉搏 110次/分，血压 131/68mmHg。口周、下颌可见痤疮样皮疹，后背可见散在红色丘疹。Schober试验7cm，枕壁距 0cm，右侧髋部压痛及叩痛（-），右髋部内旋、外旋、外展受限，4字试验（+），只能完成45°，Thomas征（+），踝间距 87cm。无胸锁关节压痛，未见关节肿胀，未见鳞屑样皮疹，未见腊肠指（趾）。心、肺、腹查体未见异常。

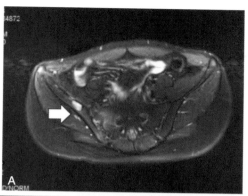

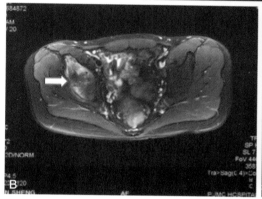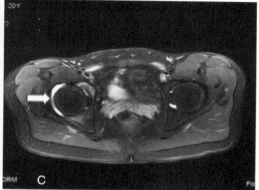

图 2　髋关节 MRI（2020 年）

A：右侧髂骨囊性灶（箭头）；B：右侧髂骨近髋臼上方弥漫异常信号（箭头）；C：右髋关节积液（箭头）

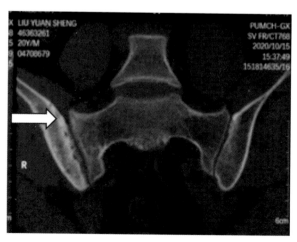

图 3　骶髂关节 CT（2020 年）

双侧骶髂关节面欠光整，关节面骨质稍硬化，关节面下小囊变（箭头）

【临床讨论】患者为青年男性，病史12年余，慢性病程，起病隐匿。主要表现为右侧髋部肿胀、刺痛、活动受限。有右髋部外伤史。查体可见背部、下颌痤疮样皮疹，右侧髋部压痛及叩痛（－），右髋部内旋、外旋、外展受限。化验提示炎症指标升高，HLA-B27、抗环瓜氨酸抗体（ACCP）、抗核抗体（ANA）等自身抗体均为阴性，骶髂关节CT以及髋关节核磁提示右侧髂骨、骶髂关节间隙狭窄、骨质硬化、骨质破坏、多发囊性灶。病理：反应性增生的骨小梁，骨小梁间隙内血管增生，骨膜纤维组织增生。既往应用抗生素、糖皮质激素、抗炎镇痛药物可减轻症状。诊断需要考虑：（1）感染性关节炎：关节感染常见致病菌包括细菌、结核、真菌以及病毒，该患者表现为单关节受累，症状反复并逐渐加重，影像学提示骨质破坏。既往抗生素治疗后症状可减轻，不能排除低毒力病原体反复感染。病理组织培养结果为阴性，目前症状持续反复，若条件允许，再次行组织培养以及NGS检查。（2）肿瘤性病变：病程长达12年，而患者一般状况良好，显然并不符合肿瘤的疾病特点，两次病理结果均未提示肿瘤性病变。（3）幼年特发性关节炎：以慢性关节炎为主要特点，并伴有全身多系统受累，在16岁之前起病，持续6周或6周以上的单关节炎或多关节炎，关节炎定义为关节肿胀/积液，或存在下列体征中的两项或以上：①活动受限；②关节触痛；③关节活动时疼痛；④关节表面皮温增高并除外其他疾病[1]。考虑该诊断可能。

【诊疗经过】化验：ESR 2mm/h；C-反应蛋白 ＜0.05mg/dl。骨代谢：骨钙素 22.46ng/ml↓，25羟基维生素D₃ 8.4ng/ml↓，β-胶原降解产物测定 0.647ng/ml↑；G试验、GM试验、EB病毒-DNA、巨细胞病毒-DNA、结核感染T细胞检测（T-spot）、布氏杆菌抗体均为阴性。骨扫描提示右侧髂骨、右侧骶髂关节、双肩、双膝关节放射性浓聚（图4）。骶髂关节和髋关节MRI：右侧骶骨、髂骨、髋臼内多发不均质片状长T1长T2信号，边界欠清，双髋少量积液，周围软组织层次清晰（图5）。骶髂关节CT：右侧骶髂关节间隙变窄，部分消失，关节面模糊，髂骨侧可见明显骨质硬化（图6）。口服柳氮磺吡啶后疼痛较前减轻，仍有明显活动受限。且住院期间患者痤疮样皮疹仍有反复，后出现足底脓疱（图7）。

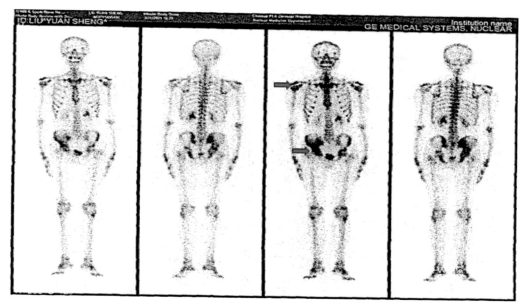

图 4　骨扫描（2021 年）

右侧髂骨、右侧骶髂关节、双肩、双膝关节放射性浓聚

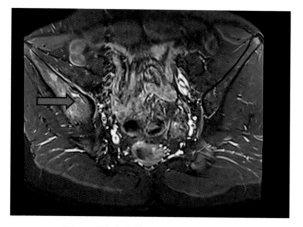

图 5　骶髂关节 MRI（2021 年）

右侧髂骨不均质异常信号（红箭头）

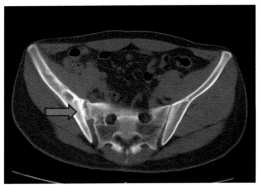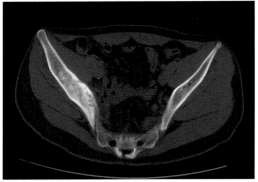

图 6　骶髂关节 CT（2021 年）

右侧骶髂关节间隙狭窄，骨质硬化（红箭头）

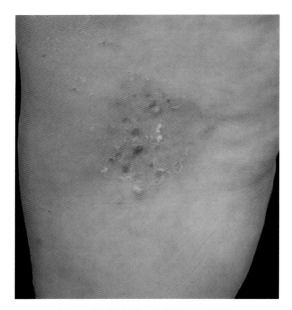

图 7　足底疱疹，内可见白色脓液

【第二次讨论】病变部位在于右侧骶髂关节，从最初的骨质破坏，到后期骨质硬化以及关节间隙狭窄，其影像表现提示炎症性病变可能性更大。且结合其既往两次骨组织病理结果，肿瘤的可能性进一步下降。而补充病史发现患者曾有过手掌脓疱的情况出现，皮肤病变在关节症状后逐渐显现，并且反复发作。该患者的关节炎性病变是感染性炎症，如结核或痤疮杆菌感染？抑或自身炎症性病变，如SAPHO综合征、慢性无菌性骨髓炎（CNO）？需要再次行组织活检并培养予以明确。

【治疗经过】再次行右侧髂骨病变部位穿刺活检，细菌以及真菌培养结果为阴性，抗酸染色阴性，第二代测序（NGS）检查阴性。右侧髂骨活检病理：少量骨组织内见一些浆细胞及淋巴细胞浸润，考虑炎性病变（图8）。

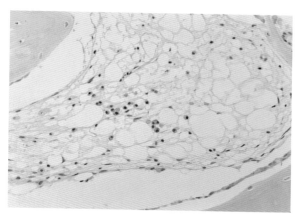

图 8　右侧髂骨病理：骨组织内浆细胞和淋巴细胞浸润（x400，HE 染色）

【第三次讨论】再次回顾病例特点，患者幼年发病，慢性病程，主要表现为右侧骶髂关节病变，多发骨质破坏，骨质硬化。还有伴随整个病程中反复痤疮，以及出现手足脓疱疹。高度怀疑CNO。CNO是一种一种罕见的自身炎症性疾病，其特征是存在无菌性骨病变。该疾病主要影响长骨、骨盆、椎骨和锁骨的干骺端[2,3]。CNO还与其他自身炎症性疾病相关，如银屑病、克罗恩病、溃疡性结肠炎、脓疱病和痤疮[4]。所以CNO综合征也被认为是SAPHO综合征的儿科形式。CNO的诊断标准：（1）主要诊断标准：①放射学证实的溶骨性/硬化性骨病变；②掌跖脓疱病或银屑病；③有炎症和/或纤维化、硬化迹象的无菌骨活检；（2）次要诊断标准：①正常的血细胞计数和良好的总体健康状况；②CRP和ESR轻度至中度升高；③超过6个月；④骨肥厚；⑤与除掌跖脓疱病或银屑病以外的其他自身免疫性疾病相关；⑥患有自身免疫性或自身炎症性疾病或非细菌性骨炎一级或二级亲属。确诊标准：符合两个主要标准或一个主要标准和三个次要标准[5]。

目前CNO的发病机制尚未研究清楚，有研究表明可能是免疫细胞因子表达失衡的结果，破骨细胞分化和活化加速，导致骨重塑和炎性骨丢失加速。CNO/

CRMO的易感性怀疑有遗传因素，目前有研究认为可能与脂素基因2（LPIN2）、白细胞介素-1受体拮抗剂编码基因（IL-1RN）、丝蛋白结合LIM蛋白（FBLIM1）相关，主要影响白细胞介素1-β的产生和核因子κB受体活化因子配体（RANKL）表达。而免疫失调，特别是白细胞介素-10和白细胞介素-1途径的失调，可能在疾病的病因中发挥作用，白细胞介素-6、白细胞介素-20和肿瘤坏死因子-α水平升高发挥促炎作用，而白细胞介素-10和白细胞介素-19水平降低导致抗炎作用下降[6]。

CNO的初始治疗为标准剂量的非甾体抗炎药（NSAID），4～6周NSAID尝试性治疗后仍有持续活动症状及MRI异常表现，予以改善病情的抗风湿药（DMARD）、TNF抑制剂和/或双膦酸盐类药物[3]，以诱导缓解和减少骨损害。

【治疗经过】给予依托考昔120mg/d，柳氮磺吡啶 1g 2次/d，甲氨蝶呤 10mg/周，阿仑膦酸钠70mg/周治疗，患者疼痛减轻。

半年后复诊时，患者未再挂拐，步行未见明显跛行，右侧行4字试验时外展可达60°，踝间距达115cm。

专家点评

1. 要重视影像、病理和临床的结合：对于本病例而言，随着时间进展，影像检查也出现不同的变化，结合病理，帮助临床排除了肿瘤等可能性。然而影像和病理并不能给予一个明确的诊断，因此，必须将这些检查结果与患者的临床表现、病史以及治疗反应等多方面因素相结合，才能确定最终诊断。

2. 要重视细节：本例患者病程漫长，病程中还经历了青春生长期等人生特殊时期，对于该患者病变的表现，需要和一些正常生理阶段进行鉴别。最终患者贯穿病程的皮疹帮助我们最终确诊，这也提示临床中病史采集以及查体要关注细节，临床工作需要更加用心细致。

参考文献

[1] 中国医师协会儿科医师分会风湿免疫专业委员会.全身型幼年特发性关节炎诊断与治疗中国专家共识(2019年版)[J].中国实用儿科杂志, 2019, (012):34.

[2] Nepal P, Alam SI, Sajid S, et al. Rare presentation of chronic recurrent multifocal osteomyelitis

of the iliac wing mimicking Ewing's sarcoma[J]. SA J Radiol, 2021, 25(1):1027-1202.

[3]　Jurik AG, Klicman RF, Simoni P, et al. SAPHO and CRMO: The value of imaging [J].Semin Musculoskelet Radiol, 2018,22(2):207-224.

[4]　 Zhang P, Jia XY, Zhang Y, et al. Chronic recurrent multifocal osteomyelitis beginning with a solitary lesion of the ilium[J]. BMC Musculoskelet Disord,2017,18(1):245.

[5]　Jansson A, Renner ED, Ramser J, et al. Classification of non-bacterial osteitis: retrospective study of clinical, immunological and genetic aspects in 89 patients[J]. Rheumatology (Oxford),2007,46(1):154-160.

[6]　Buch K, Thuesen ACB, Brøns C, et al. Chronic Non-bacterial Osteomyelitis: A Review[J]. Calcif Tissue Int,2019,104(5):544-553.

角膜云翳-听力下降-腹部占位？-多发血管病变

高　娜　郭衍秋　李涛涛　方　微　张　楠　孟晶晶　潘丽丽

单位：首都医科大学附属北京安贞医院

【导语】一例表现为非梅毒性基质性角膜炎-感应神经性耳聋伴前庭功能障碍-反复动静脉病变的Cogan综合征患者，既往曾因"急腹症"发现腹主动脉、肠系膜上动脉及肾动脉周围软组织影于外院病理诊断为"节细胞神经瘤"的腹部占位，在未经"肿瘤"切除治疗的情况下"神秘"消失。经过追根溯源，重新阅读既往影像资料及病理资料，认为该占位为Cogan综合征累及到血管所致的血管炎，而病理中看到的"节细胞"为交感神经链所在部位的正常组织。该病例展示了珍贵的Cogan综合征的血管炎组织学资料，为临床医生更好地认识该疾病提供了有力的依据。

【主诉】患者女，49岁，因"听力下降9年，视物模糊8年，间断心前区疼痛1年"于2021年3月12入院。

【现病史】患者9年前（2013年4月）劳累后突发听力下降，伴眩晕、恶心，未进行诊治。之后症状反复发作。8年前（2014年3月）再发，于外院查红细胞沉降率（ESR）30mm/1h，诊断为"突发性耳聋"，住院期间突发双眼发红、视物模糊，诊断为"虹膜炎"，予以高压氧、地塞米松、前列地尔、维生素B_{12}治疗，听力部分恢复；同时给予妥布霉素、地塞米松滴眼，眼痛眼红症状消失。此后上述眩晕、视物模糊症状反复发生，伴有畏光，应用地塞米松后有所缓解，听力呈进行性下降。7年前（2015年12月）出现双下肢胀痛，以左下肢为著，超声示左小腿胫后静脉及肌间静脉血栓形成，服用华法林后下肢肿胀症状消失，之后反复出现肢体静脉血栓，抗凝治疗后好转，期间曾查磷脂抗体均阴性。3年前（2018年6

月）眼前黑影，伴眼红、眼痛，诊断为"葡萄膜炎、角膜营养不良"，地塞米松治疗后好转。2年前（2019年8月）出现右侧头痛、胸骨后胀痛，外院查C反应蛋白（CRP）20.3mg/L，予以前列地尔、维生素B$_{12}$治疗，仍有头痛、胸痛症状。1年前（2020年4月）出现心前区疼痛，饱餐和活动可诱发，每次5分钟，伴胸闷、气短，于北京安贞医院就诊，行"冠脉造影术"示左主干开口90%狭窄、左前降支90%狭窄，诊断为"非ST段抬高型心肌梗死"，予以经皮支架植入术，术后服用阿司匹林100mg qd、氯吡格雷75mg qd及达比加群抗凝。2021年再发胸痛症状，复查"冠脉造影术"示左主干开口支架内50%狭窄、左前降支支架内30%狭窄。为进一步诊治入我科。病程中无发热、皮疹、口腔外阴溃疡、结节红斑、雷诺现象、间歇性跛行等。发病以来，精神睡眠可，饮食、二便如常，体重无明显下降。

【既往史】2017年因急腹症于外院诊断为"节细胞神经瘤"，因"肿瘤"与周围血管关系密切，行"肠系膜上动脉/左肾动脉–腹主动脉自体大隐静脉搭桥术"。

【个人、婚育、家族史】否认吸烟、饮酒史。已婚，育有一女，48岁绝经。家族史无殊。

【入院查体】体温36.2℃，脉搏72次/分，呼吸18次/分。血压：右上肢77/51mmHg，左上肢测不出，双眼角膜外侧缘大面积白色云翳（图1）；双耳听力粗试下降；心、肺、腹部（－）；双侧桡动脉、肱动脉搏动减弱，双侧足背动脉搏动减弱，右侧为著。双侧颈动脉、锁骨下动脉、腹主动脉、肾动脉、髂动脉听诊区可闻及血管杂音。

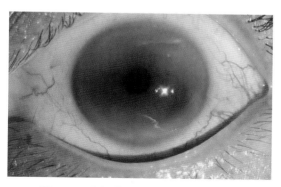

图1　双眼角膜外侧缘大面积白色云翳

【诊疗经过】入院检查完善检查，血常规：血红蛋白（Hb）105.0g/L，平均红细胞体积（MCV）80.6fl，平均红细胞血红蛋白浓度（MCH）26.3pg，尿、便常规（－），凝血酶原时间（PT）14.7秒，凝血酶原活动度（PTA）66.0%，国际标准化比值（INR）1.30，活化部分凝血活酶时间（APTT）57.55秒；红细胞沉降率（ESR）97mm/1h，C反应蛋白（CRP）＞20mg/L，补体C3 1.72g/L，补体C4正常，免疫球蛋白：IgA/M/G正常，IgE 299.51IU/ml，细胞因子：白介素（IL）-6 49.67pg/ml，血清IgG亚类测定四项：IgG3 0.063g/L。抗核抗体（ANA）谱（－），抗中性粒细胞胞浆抗体（ANCA）（－），狼疮抗凝物：稀释蝰蛇毒时间（dRVVT）比值1.08，硅凝固时间（SCT）比值1.24，抗心磷脂抗体、抗β₂-糖蛋白1抗体（－），氨基末端脑利钠肽前体（NT-proBNP）185.00pg/ml，结核分枝杆菌相关γ干扰素（－），血清梅毒抗体（－），肿瘤标志物（－）。2021年3月4日胸部CT平扫：右肺下叶胸膜下钙化灶，考虑陈旧病变。2021年3月5日超声心动图：左心房（LA）36mm，左心室（LV）41mm，室间隔（IVS）11mm，左室射血分数（LVEF）64%，左室下壁基底段心肌变薄，回声增强、运动及增厚率减低。余室壁厚度及运动正常。主动脉瓣返流（轻度）；左室舒张功能减低。2021年3月10日正电子发射断层/计算机成像断层扫描（PET-CT）可见双侧颈总动脉、双侧锁骨下动脉、头臂干、主动脉走行区（胸主动脉）、右侧髂外动脉管壁多发环形及线形葡萄糖代谢增高灶，延迟相葡萄糖代谢部分较前轻度增高，考虑炎症（图2）。同时，我们回顾了患者2017年4月的腹部计算机成像断层扫描（CT），并与2021年3月PET-CT比较后发现：腹部CT显示的腹主动脉、肠系膜上动脉、肾动脉周围软组织影，在PET-CT上相同部位未显示（图3）。为明确该软组织影是如何神秘"消失"的，我们从外院借片会诊，发现肠系膜上动脉周围神经纤维结节状增生，可见节细胞（图4），这可能是外院误诊为"节细胞神经瘤"的原因。进一步分析发现少许主动脉壁增厚，中膜平滑肌及弹力纤维排列紊乱，外膜明显增厚，纤维组织增生，伴淋巴细胞灶状浸润，符合血管炎表现（图5）。

【讨论】Cogan综合征（Cogan's syndrome，CS）是一种罕见的自体免疫性疾病，属于变异性血管炎。CS最常发生在30～40岁人群。男女患病率相似。2年内出现的非梅毒性角膜炎和前庭功能障碍支持典型CS的诊断[1]。大约10%的CS患者可能存在主动脉炎[2]。该患者表现为视力和听力减退伴随眩晕，随后出现复发性静脉血栓和多发

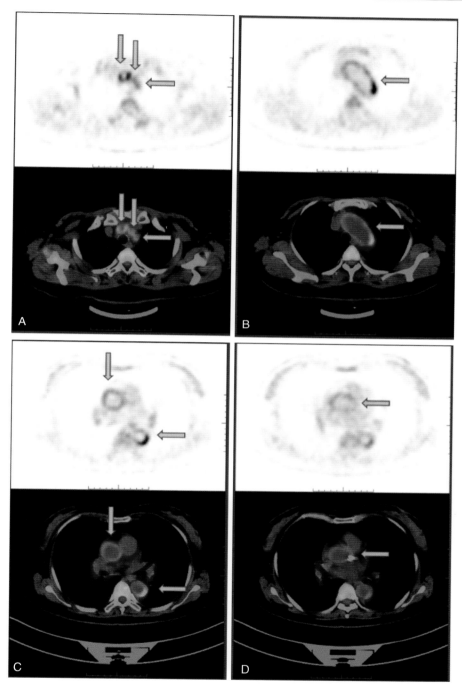

图 2　正电子发射断层 / 计算机成像断层扫描（PET–CT）可见双侧颈总动脉、双侧锁骨下动脉、头臂干、主动脉走行区（胸主动脉）、右侧髂外动脉管壁多发环形及线形葡萄糖代谢增高灶

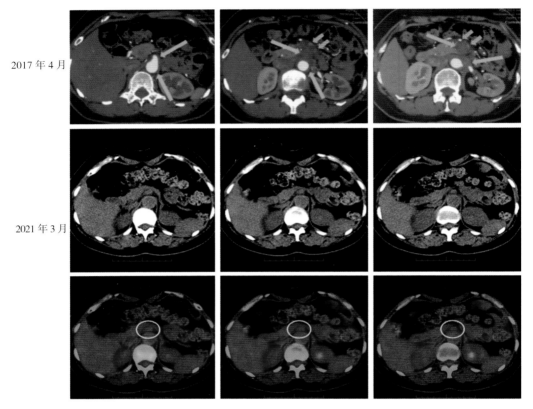

2017 年 4 月

2021 年 3 月

图 3 　2017 年 4 月外院腹部 CT 显示腹主动脉、肠系膜上动脉、肾动脉周围软组织影，患者仅行"肠系膜上动脉 / 左肾动脉 – 腹主动脉自体大隐静脉搭桥术"，期间曾因视力、听力下降应用激素治疗，而 2021 年 3 月 PET–CT 在相同部位未发现软组织影

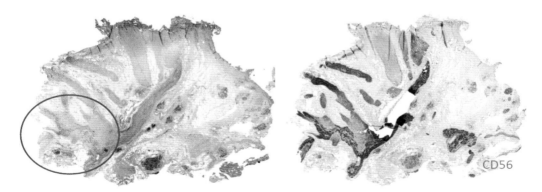

图 4 　A: 肠系膜上动脉周围神经纤维增生，呈结节状，可见节细胞，苏木精 – 伊红 (HE) 染色，40 倍；
B：神经黏附分子（CD56）免疫组织化学染色，神经纤维胞浆呈棕色，40 倍

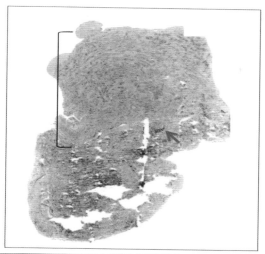

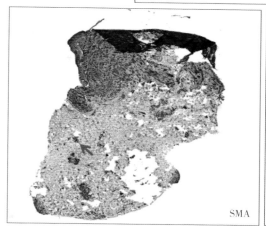
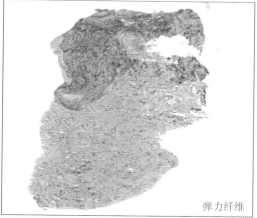

图 5　A：少许主动脉壁增厚，未见明确内膜，中膜平滑肌及弹力纤维排列紊乱，外膜明显增厚纤维组织增生，淋巴细胞灶状浸润，苏木精－伊红 (HE)，40 倍；B：a－ 肌动蛋白（SMA）免疫组织化学染色，中膜平滑肌胞浆呈棕色，40 倍；C：中膜弹力纤维呈绿色，部分断裂，排列显紊乱，酸性复红（Van Gieson，VG）染色，40 倍

动脉狭窄。值得注意的是，患者 2017 年发现的"腹部占位"被误诊为"节细胞神经瘤"，仅在应用糖皮质激素治疗眼部和耳部症状后，2021 年行 PET-CT 却没有发现腹部肿块。于是我们追根溯源，找到患者当时的病理组织，重新读片，发现动脉壁，特别是外膜增厚，淋巴细胞和浆细胞炎性浸润，神经节细胞散在，属于外膜的正常结构，与"神经节细胞瘤"的诊断不一致。Stone 等[3]提示 CS 患者的主动脉外科病理可能表现为大量炎性细胞类型，没有明显的肉芽肿形成。因此，我们认为组织病理

学改变是CS的血管炎表现，所以可以通过糖皮质激素来治疗[4]。

【治疗转归】该患者甲泼尼龙 80mg 静脉点滴，每日1次，14天之后序贯为泼尼松60mg qd，之后规律减量至 2.5mg qd维持，同时联合环磷酰胺 0.4g qw。半年后环磷酰胺调整为甲氨蝶呤 15mg qw。随访过程中患者未再出现胸痛、胸闷症状，复查冠脉CTA未见新发狭窄。同时未再新发静脉血栓。红细胞沉降率降至28mm/1h、C反应蛋白降至1.3mg/L。目前仍在定期随诊中。

专家点评

1. 该患者是因反复冠脉病变就诊，应针对引起冠脉狭窄的原因进行一系列鉴别诊断。在风湿免疫病方面，从大动脉炎、白塞病、抗磷脂综合征、IgG4相关疾病、其他结缔组织病等都进行了排查。最终通过查体、追问病史、多学科会诊，诊断了罕见的变异性血管炎-Cogan综合征。

2. 对于不能解释的病理结果，需要反复阅片，敢于推翻既往的病理诊断。从患者临床表现出发，结合影像学改变，得出符合患者病情转归的合理解释。

【参考文献】

[1] Espinoza GM, Wheeler J, Temprano KK, et al. Cogan's syndrome: clinical presentations and update on treatment[J]. Curr Allergy Asthma Rep, 2020,20(9):46.

[2] Kim JS, Park JB, Joo JC, et al. A case of Cogan's syndrome with angina[J]. Korean Circ J, 2010,40(12):680-683.

[3] Stone JR, Bruneval P, Angelini A, et al. Consensus statement on surgical pathology of the aorta from the Society for Cardiovascular Pathology and the Association for European Cardiovascular Pathology: I. Inflammatory diseases[J]. Cardiovasc Pathol,2015,24(5):267-278.

[4] Mora P, Calzetti G, Ghirardini S, et al. Cogan's syndrome: state of the art of systemic immunosuppressive treatment in adult and pediatric patients[J]. Autoimmun Rev,2017,16:385–390.

发热－气短－多腺体病变

张　莉[1]　张伟宏[2]　程　欣[3]　贾丛伟[4]

单位：1. 中国医学科学院北京协和医院风湿免疫科
　　　2. 中国医学科学院北京协和医院放射科
　　　3. 中国医学科学院北京协和医院核医学科
　　　4. 中国医学科学院北京协和医院病理科

【导语】一例以"发热，低氧血症，PET/CT提示多腺体病变"为主要临床表现的中年患者。病程中患者乳酸脱氢酶（LDH）显著升高，血涂片、骨髓涂片提示异常淋巴细胞，高度怀疑淋巴瘤，但PET/CT未发现淋巴结肿大。PET/CT提示多腺体病变，结合低氧血症，考虑小血管病变可能。以"淋巴瘤"及"血管"为关键词进行文献检索，确定了诊断的方向和手段，最终明确诊断。在这一病例的讨论中，通过基础的鉴别诊断思路对临床问题进行提炼，利用文献检索指引对罕见病做出诊断。

【主诉】患者男，62岁，因"活动后气短5个月，间断高热1个月余"于2018年8月23日入院。

【现病史】患者2018年3月上3层楼气短，无明显心悸、夜间阵发呼吸困难及下肢水肿。2018年4月就诊外院，查血常规：白细胞计数（WBC）11.2×10⁹/L，血红蛋白（Hb）132g/L，血小板计数（PLT）159×10⁹/L；肝肾功：谷丙转氨酶（ALT）14U/L，血清肌酐（SCr）77.7μmol/L，LDH 1011U/L，羟基丁酸脱氢酶（HBDH）802U/L。肌酶谱：谷草转氨酶（AST）、肌酸激酶（CK）、肌酸激酶同工酶MB（CKMB）均正常；血沉（ESR）40mm/h，超敏C反应蛋白（hsCRP）28mg/L；胸部CT：双肺纹理增多。心电图：阵发房颤。心脏超声：左室舒张功能减低，左房增大，主动脉瓣退行性变、轻度主动脉瓣关闭不全。未明确诊断。2018年7月19日拔牙一周后出现发热，起初为低热，最高体温37.5℃。7月22日起出现高热，伴寒战，最高体温 39.4℃，否认咽痛、流涕、咳嗽、咳痰、腹痛、呕吐、腹泻、尿频、尿急、尿痛、头痛、头晕等；每日热峰2个，于上午及晚上出现。就诊外院，查血常规：WBC 9.4×10⁹/L，NEUT 6.9×10⁹/L，Hb 135g/L，PLT 131×10⁹/L；尿常规+沉渣阴性；LDH 1202U/L；免疫球蛋白G（IgG） 19.5g/L，补体3（C3） 0.66g/L↓，补体4（C4） 0.14g/L↓。血培养阴性、痰培养阴性、弓形体、其他病毒、风疹病毒、巨细胞病毒、单纯疱疹病毒IgM抗体（TORCH−IgM）、（EB病毒DNA）EBV−DNA、嗜肺军团菌IgM、肺炎支原体IgM、肺炎衣原体IgM、呼吸道合胞病毒抗体、流感/副流感病毒抗体阴性；胸部CT阴性；腹盆CT：脾大，肝多发囊肿，双肾上腺结节，前列腺增大伴钙化。哌拉西林/他唑巴坦抗感染9天，3天后寒战消失，仍发热。2018年8月我院门诊：查抗核抗体（ANA）18项：ANA（+）、斑点核仁型（SN）1：80、纺锤体型1：80，抗Ro−52抗体（+++），余（−）；抗β₂糖蛋白Ⅰ（β₂GPⅠ）抗体76RU/ml，抗心磷脂抗体（ACL）（−），狼疮抗凝物（LA） 0.97；抗人球蛋白试验（Coombs试验）（+）。考虑结缔组织病可能，为进一步诊治收住我院。

【既往史】全身多发皮下脂肪瘤40年。2018年8月诊断强直性脊柱炎。否认肝炎、结核等传染病史，否认手术、外伤及输血史，否认药物、食物过敏史。

【个人、婚育、家族史】吸烟40年，每天20支。父亲曾患肺结核。哥哥患强直性脊柱炎。

【入院查体】体温37.5℃，心率90次/分，呼吸20次/分，血压109/58mmHg，指氧饱和度93%，全身多发皮下结节，浅表淋巴结未及肿大，肺部无啰音，心率 90次/分，律齐，各瓣膜未闻及杂音，腹软，无压痛。

【第一次讨论】患者为中老年男性，主要症状为发热、LDH升高、活动后气短、多种自身抗体阳性，鉴别诊断考虑：（1）感染：①肺部感染：因为患者存在活动后气短，外院已筛查肺部感染，肺CT及病原学检查均无阳性发现。②感染性心内膜炎：因患者发热前有拔牙病史，虽外院血培养阴性，哌拉西林/他唑巴坦抗感染后体温未恢复正常，不支持该诊断。仍需进一步完善血培养，经食道心脏超声除外感染性心内膜炎。③其他感染：筛查结核、CMV、EBV感染，复查胸腹盆增强CT寻找感染灶。（2）结缔组织病：患者ANA、抗β₂GPⅠ、Coombs试验阳性，查补体下降，需考虑SLE可能，但患者无SLE典型皮疹、血液系统受累、肾脏受累等特异性表现，仅表现为发热，需除外其他疾病后再考虑SLE相关可能。

（3）肿瘤：患者发热、LDH升高，在血液系统肿瘤如淋巴瘤常见，部分淋巴瘤患者也可出现自身抗体阳性，拟行PET/CT检查寻找病灶，血涂片、骨髓涂片寻找证据。（4）LDH升高：常见于肝细胞破坏、肌肉损伤、淋巴瘤、溶血等，除淋巴瘤待排外，患者无其他相关表现，查阅文献，LDH存在于几乎人体所有的组织细胞，组织浓度是血清浓度500倍左右，肺癌、传染性单核细胞增多症也可出现较高水平升高，消化道疾病也可出现中等水平升高。因此需要寻找组织损伤证据。

（5）活动后气短：初步查体存在低氧血症可能，因肺部影像无阳性发现，无心衰证据，拟完善血气分析后，再进一步鉴别诊断。

【诊疗经过】入院后完善检查：（1）常规检查：血常规：WBC 5.90×10^9/L，Hb 121g/L，PLT 137×10^9/L，网织红细胞1.74%，未染色大细胞7.8%～4.6%；LDH 1709→2219→1955U/L；转氨酶、胆红素、CK均正常；动脉血气：pH 7.409，PaO_2 67.1mmHg，$PaCO_2$ 29.9mmHg，Lac 3.8mmol/L，肺泡动脉氧分压差（$P_{A-a}O_2$）47.0mmHg；ESR 34mm/h，hsCRP 44mg/L。铁蛋白307ng/ml。（2）感染筛查：外周血培养×4次：1次血培养33小时报警阳性为溶血葡萄球菌，余3次阴性；骨髓培养1次：17小时报警阳性为奥斯陆摩拉菌；经食管超声心动图：各瓣膜未见赘生物；淋巴细胞培养+干扰素A 100SFC/106MC（＜24）、淋巴细胞培养+干扰素B 363 SFC/106MC（＜24）；血CMV-DNA、EBV-DNA、CMV-PP65均（－）。（3）风湿免疫检查：完善ANCA（－），复查补体正常，IgG 27.41g/L，IgM/A正常。（4）肿瘤方面：血涂片×3次：异常淋巴细胞1%～3%。骨髓涂片：骨髓增生活跃，异常淋巴细胞1%，该细胞胞体大小不等，核圆形、椭圆形或不规则形，偶见双核；染色质粗颗粒状，深紫红色；胞浆量较丰富，呈深蓝色。可见吞噬细胞及吞噬血细胞现象。骨髓活检：少许骨及骨髓组织，骨髓组织中造血组织略增多，脂肪比例相对减少；TCR及IgH重排未见异常；外周血及骨髓细胞流式免疫分型检测：未见异常。血清肿瘤标志物：阴性。（5）影像学检查：①胸腹盆增强CT：胸增强CT未见明显异常，甲状腺密度不均；肝多发囊肿；胰头部动静脉期异常强化影，考虑AVM（腹腔干分支-门静脉）可能；脾大；脾内片状低增强区，考虑脾梗死可能；双侧肾上腺结节；前列腺增大伴多发钙化灶。②头+躯干PET/CT（图1）：肝囊肿；胰头局灶代谢增高（SUV$_{max}$ 3.4）；双肾上腺结节，代谢轻度增高（SUV$_{max}$ 3.6），良性病变可能大；前列腺弥漫性代谢轻度增高，内见钙化灶；全身骨髓、脾脏弥漫性代谢增高，考虑发热后继发改变；垂体区代谢增高灶（大小约0.5cm，SUV$_{max}$ 7.4），考虑垂体瘤可能；全身皮下（包括左枕部皮下）多发脂肪瘤；脊柱退行性变，老年性脑改变。垂体动态增强MRI：垂体饱满。经验性阿莫西林/克拉维酸、万古霉素抗感染治疗，体温无改善。感染科会诊考虑1次血培养、1次骨髓培养污染可能性大，无活动性结核证据。

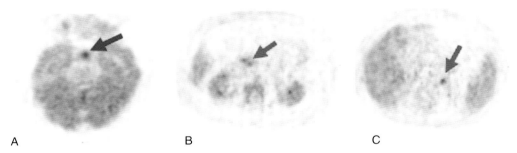

图1　PET-CT见垂体(A)、胰头（B）、肾上腺（C）氟脱氧核糖（FDG）代谢增高灶

【第二次讨论】患者血气分析提示明确存在低氧血症，依据低氧血症鉴别诊断流程图（图2），排除其他原因，推测患者的低氧血症可能与白细胞停滞综合征或真性红细胞增多症的低氧血症机制相似。PET/CT发现胰腺、肾上腺、垂体、脾脏多脏器病变，提示累及小血管的病变，原因包括血行播散的感染、小血管炎、血行转移或者血液系统疾病。外周血涂片、骨髓涂片均可见异常淋巴细胞，结合LDH升高，已排除其他常见LDH升高原因，仍高度怀疑淋巴瘤，然而PET/CT并未显示淋巴结肿大，不能进行淋巴结活检。我们以血管、淋巴瘤为关键词，在UpToDate数据库检索，结果提示血管内大细胞淋巴瘤（intravascular large cell lymphoma，ILCL）等疾病。ILCL[1]特点为小血管腔内淋巴瘤细胞增殖，特别是毛细血管和毛细血管后微静脉内，血管外无明显肿瘤块，外周血中也没有明显可见的循

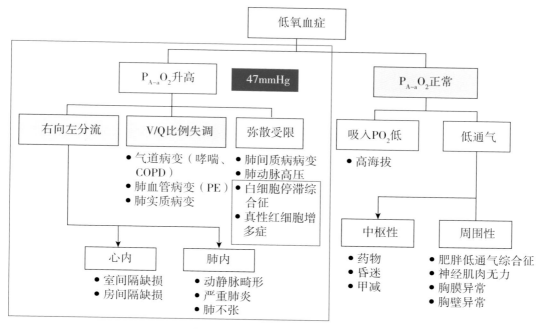

图2　低氧血症鉴别诊断思路

环淋巴瘤细胞。ILCL患者出现小血管阻塞所致的一系列复杂多变的症状，推测可解释该患者的低氧血症、多脏器受累。中位诊断年龄是50～69岁，男女发病率无差别。55%～85%的患者有全身B症状。在西方国家，患者最常出现中枢神经系统受累（39%～76%）和皮肤受累（17%～39%），较少受累的组织包括骨髓（32%）、脾（26%）和肝脏（26%）。在亚洲，神经系统症状（27%）和皮损（15%）比西方国家少见，患者常表现为骨髓（75%）、脾（67%）和肝脏受累（55%），可出现噬血细胞综合征。80%～90%的患者LDH升高。诊断有赖于病变部位活检，或随机活检看似正常的皮肤。日本的研究显示随机皮肤活检对于诊断ILCL的敏感性为83.3%[2]，欧美研究随机皮肤活检对于诊断ILCL的敏感性低，近期一项Meta分析显示随机皮肤活检对于诊断ILCL的敏感性为50%[3]，需要深达脂肪层的活检，因为受累的血管一般在皮下脂肪层。因此我们拟进行腹壁、大腿皮肤活检，血液科会诊建议行胸骨穿刺检查。

【诊疗经过】取腹壁皮肤及脂肪组织、左大腿皮肤及脂肪组织进行病理检查现：鳞状上皮黏膜呈慢性炎，皮下脂肪组织小血管中见淋巴样细胞浸润，结合免疫组化，符合血管内大B细胞淋巴瘤（Hans分型：non-GCB亚型，双表达）。免疫组化结果：CD20（＋），Bcl-2（90%＋），Mum-1（80%＋），P53（－），Bcl-6（80%＋），CD3（－），CD5（－），CD10（－），C-MYC（60%＋），Ki-67（90%＋），CD31（血管＋），CD34（血管＋）（图3）。原位杂交结果：EBER ISH（－）。胸骨骨髓细胞涂片：可见淋巴瘤细胞，占71.5%，巨核细胞未见，血小板少见。可见个别吞噬细胞及吞噬血细胞现象。考虑淋巴瘤白血病。胸骨骨髓细胞流式检测：可见异常大B细胞。

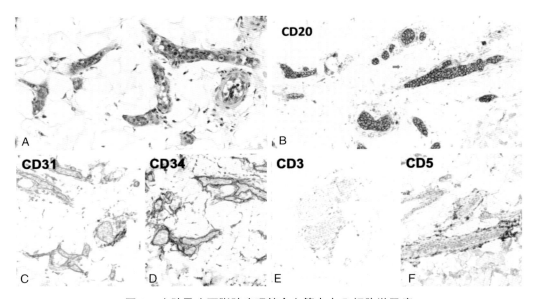

图3　皮肤及皮下脂肪病理符合血管内大B细胞淋巴瘤

A：皮下脂肪组织小血管中见淋巴样细胞浸润（HE染色 ×400）；B：血管内B淋巴细胞标志CD20（＋）（免疫组化染色 ×200）；C、D：CD31、CD34标记血管内皮细胞（免疫组化染色 ×200）；E、F：血管内T淋巴细胞标志CD3(-)、CD5(-)（免疫组化染色 ×200）

【第三次讨论】再次总结该患者病例特点，其主要表现为发热、LDH升高、低氧血症，血涂片及骨髓涂片可见异常淋巴细胞，PET/CT提示垂体、肾上腺、胰腺、脾脏多脏器受累表现，但无淋巴结肿大。以血管、淋巴瘤为关键词，在UpToDate数据库检索，结果提示血管内大细胞淋巴瘤，比对临床表现，考虑该诊断可能性大。通过随机活检看似正常的皮肤，病理证实为血管内大B细胞淋巴瘤。血管内大细胞淋巴瘤绝大多数病理类型为大B细胞淋巴瘤，极少数为T细胞、

NKT细胞。ILCL在1959年被初次描述时命名为恶性血管内皮增生症（malignant angioendotheliomatosis）[4]，1980年代通过免疫组化确认为血管内大细胞淋巴瘤，当时该病的诊断基本通过尸检诊断，1990年后随着对疾病认识的提高才使70%以上的患者通过活检诊断。尸检病理提示[4]，ILCL多脏器受累，最少4个脏器受累，平均7.5个脏器受累，100%患者肺部、肾脏受累，92%的患者神经系统受累、64%的患者垂体受累，46%的患者淋巴结受累，14%的患者骨髓受累。ILCL肺部受累可表现为干咳、活动后气短症状，肺CT可无阳性发现，也可表现为磨玻璃影或者肺间质病变，"Hot lung"是ILCL在PET/CT的典型表现[5]：肺部弥漫FDG高摄取，而肺CT基本正常。结合文献复习，虽然无病变部位的病理支持，我们考虑患者的肺部受累可能性大，垂体、胰腺、肾上腺受累可能。因此患者最后诊断血管内大B细胞淋巴瘤，骨髓受累，肺部受累可能性大，垂体、肾上腺、胰腺受累可能。

【治疗转归】4程R-MTX-CHOP、4程R-CHOP方案化疗后评估完全缓解。2程化疗后临床症状消失，4程化疗后垂体、胰腺、脾脏FDG代谢增高灶消失，肾上腺病灶FDG代谢增高减低。目前随诊5年仍完全缓解。

专家点评

1. 在临床症状表现不典型时，对结缔组织病的诊断需谨慎：该患者ANA、抗β$_2$GPⅠ、Coombs试验阳性，曾有补体下降，需鉴别是否为SLE，但患者无SLE典型表现及自身抗体。SLE不能解释患者的LDH升高及低氧血症。淋巴增殖性疾病、感染性心内膜炎等可出现不特异自身抗体阳性，需要谨慎鉴别。

2. 重视鉴别诊断思路，提炼诊断突破线索：从低氧血症的鉴别诊断流程图推导患者的低氧血症可能与白细胞停滞综合征或真性红细胞增多症的低氧血症机制相似，PET/CT提示多腺体受累提示小血管病变，LDH升高及血涂片及骨髓涂片显示异常淋巴细胞提示淋巴瘤可能，因此提炼出血管、淋巴瘤两个诊断突破线索。

3. 利用数据库资源，以"血管"及"淋巴瘤"为关键词检索UpToDate提示血管内大细胞淋巴瘤，可解释该患者的临床表现，通过随机活检看似正常的皮肤确定诊断。通过文献学习拓展了临床视野，也再次说明临床知识积累及交流对疑难病诊断的重要性。

参考文献

[1] Arnold SF,Jon CA,Almu BA.血管内大细胞淋巴瘤.UpToDate临床顾问. https: //www.uptodate. com/contents/zh-Hans/ intravascular large B cell lymphoma[J]. (Accessed on Nov 29, 2023).

[2] Matsue K，Asada N，Odawara J，et al. Random skin biopsy and bone marrow biopsy for diagnosis of intravascular large B cell lymphoma[J]. Ann Hematol, 2011，90(4)：417-421.

[3] Rozenbaum D，Tung J，Xue Y，et al. Skin biopsy in the diagnosis of intravascular lymphoma：a retrospective diagnostic accuracy study[J]. J Am Acad Dermatol, 2011, 85(3): 665-670.

[4] Wick MR，Mills SE，Scheithauer BW，et al. Reassessment of malignant "angioendotheliomatosis"[J]. Evidence in favor of its reclassification as "intravascular lymphomatosis". Am J Surg Pathol,1986,10(2), 112-123.

[5] Şahin Ö，Kaya B，Serdengeçti M，et al. "Hot Lung" sign in pulmonary intravascular large B-cell lymphoma on 18F-FDG PET/CT[J]. Clin Nucl Med，2020，45(4)：e211-e212.

"脓肿"背后的秘密

廖秋菊　赵　义　黄　靖　王雅杰　李大伟

单位：首都医科大学宣武医院风湿免疫科

【导语】一例中年男性患者，以颅内反复占位病变为主要特点，伴有发热及肢体活动障碍；曾行病变组织病理活检提示脑脓肿，但抗炎治疗效果不佳，病情反复。在诊治过程中患者出现持续发热、口腔及外阴溃疡，通过详细病史询问和查体，再次进行病理会诊及影像学讨论分析，最终确定了诊断，并给予了针对性治疗，使患者病情得到改善。这一病例强调在处理风湿病罕见的神经系统受累时，关注临床中的蛛丝马迹，并结合病理及影像学方能得出正确的结论。

【主诉】患者男，40岁，因"反复发热2年，肢体活动障碍、双眼视力下降1年余"于2019年10月16日入院。

【现病史】患者2年前无明显诱因出现发热，体温最高40℃，无畏寒、头晕、头痛，无咳嗽、咳痰，无腹痛、腹泻，无关节肌肉疼痛等症状，于当地医院就诊，完善相关检查（具体不详），考虑"呼吸道感染"，予抗生素、退热药等治疗后好转。此后患者间断出现发热，体温波动于38～39℃，均对症治疗后好转。1年余前患者再次出现发热，体温最高39℃，伴有左侧肢体活动障碍、麻木，于当地医院行头CT检查提示：右侧基底节低密度影，考虑"脑梗死"，予退热及改善脑循环等治疗后症状缓解。5个月前患者再次发热，伴言语不利、右侧肢体麻木以及活动障碍，同时出现双眼视力下降，考虑"脑血管病"，完善相关检查示血常规：白细胞 11.2×10^9/L；红细胞沉降率（ESR）36 mm/h；C反应蛋白（CRP）6mg/L；肝功能、肾功能等正常；降钙素原、肿瘤标记物、抗核抗体谱等检查均正常；胸部CT及腹部CT未见异常。头MRI提示颅内多发占位增强病变（图1）。

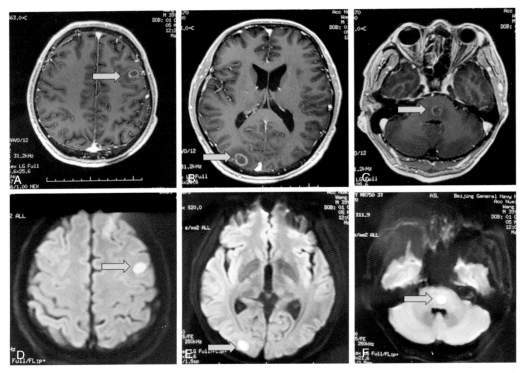

图1 左额叶（A）、右枕叶（B）见环形占位病变；桥脑病变呈环形强化（C）；DWI上呈结节状高信号（D、E、F）

PET-CT（图2）提示脑内多发占位病变，葡萄糖代谢增高，SUV$_{max}$ 6.4，考虑炎性病变。进一步行颅内病变（桥脑）抽吸及活检术，并进行抽吸液培养，结果提示

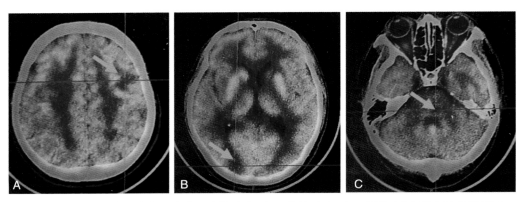

图2 PET-CT：脑内多发占位病变，左额叶（A）、右枕叶（B）、桥脑（C）葡萄糖代谢增高，SUV$_{max}$ 6.4，考虑炎性病变

人葡萄球菌；完善病理活检结果显示散在淋巴细胞浸润，以T淋巴细胞为主，部分小血管周围淋巴细胞浸润，并见散在嗜酸性小体结构。

【既往史】体健。

【个人、婚育、家族史】司机，否认吸烟、饮酒史。已婚，育有1子，配偶及1子体健。家族史无特殊。

【入院查体】体温38.5℃，心率92次/分，血压120/80mmHg。神清，精神弱，言语不利。发育正常，心、肺、腹查体无特殊。四肢无水肿。行走不稳，伸舌右偏，右侧肢体肌力Ⅳ级，右侧浅感觉减退，病理征阳性。

【第一次讨论】该患者中青年男性，临床症状表现为发热，以及神经系统受累，辅助检查提示血常规白细胞以及ESR升高。头MRI显示左额叶和右枕叶皮层下，桥脑中央见多发椭圆形T1WI低信号，T2WI/DWI高信号，病灶边缘可见斑片状水肿区，T1WI低信号、T2WI高信号、DWI上为等信号。增强扫描后，左额叶和右枕叶及桥脑病灶可见环形强化。颅内环形强化病变的主要病理特点在于：病变中心为乏血管组织、囊变或坏死组织、液体、陈旧（新鲜）出血、感染及坏死的脑组织等。由以上一种或几种成分组成，病变周围伴有血脑屏障破坏，因此注入造影剂后，病变中心不强化，外周组织强化，显示为环形强化。常见的颅内环形病变需与以下几种疾病相鉴别[1]：（1）中枢神经系统脱髓鞘疾病：常发生于青年人，女性更为常见，病灶满足时间和空间多发性，可累及幕上、幕下、灰质、白质，头MRI显示急性期病灶可见"开环状"强化，无占位效应和水肿区；（2）转移瘤：常发生于中老年，有肿瘤病史，位于皮髓质交界区，幕上多见，幕下常发生在小脑半球，多发者常见，易发生坏死出血，头MRI可见"环状"强化，占位效应明显，"小结节大水肿"，病灶周围水肿区显著；DWI上囊壁可见弥散受限；（3）脑脓肿：由化脓性感染所致，可单发或多发，一般分为四个阶段：脑炎早期/晚期，脓肿壁形成早期/晚期（环形强化），头MRI可见"环状"强化特点为环壁薄且均匀，环内外壁较光整且有张力，强化由脓肿壁内层肉芽组织所致，DWI上脓液可见弥散受限（内含大量高浓度蛋白，脓液黏稠）；（4）胶质母细胞瘤：单发多见，也可多发，肿瘤内常见坏死、囊变，多位于皮层下，大多数位于幕上，幕下小脑少见，头MRI："环状"或"花环状"强化特点为环壁不规则或不完整，厚薄不均，无张力，环内或环周常伴结节状增强。DWI示肿瘤中心坏死区水分子弥散不受限，呈低信号。结合该患者临床症状、炎症指标升高，以及影像学特点多发病灶、DWI高信号，环形强化，病变位于幕上（左额叶，右枕叶），脑干（桥脑），故考虑"脑脓肿可能大"。为进一步明确诊断，行颅内病变（桥脑）抽吸及活检术，并进行抽吸液培养，结果提示人葡萄球菌；完善病理活检结果显示散在T淋巴细胞为主的淋巴细胞浸润，部分小血管周围淋巴细胞浸润，并见散在嗜酸性小体结构。因此考虑"脑脓肿"诊断明确。

【诊疗经过】予患者替考拉宁0.4g bid共应用14日，氢化泼尼松60mg qd共应用28日以及对症等治疗。经治疗后，患者体温正常，言语及肢体活动轻度改善。治疗1个月后（2019年6月）患者再次出现发热、言语不利、右侧肢体无力、麻木等症状较前加重，再次复查头MRI显示DWI上右枕叶、左额叶见结节状高信号影，增强后左额叶呈轻度斑片状强化，右枕叶轻度强化（图3）。与2019年5月头MRI相比：右枕叶和桥脑病灶较前吸收，左额叶病灶较前减小，周围水肿区范围较前减小，病灶呈斑片状轻度强化。外院考虑"脑脓肿"未完全吸收，继续给予替考拉

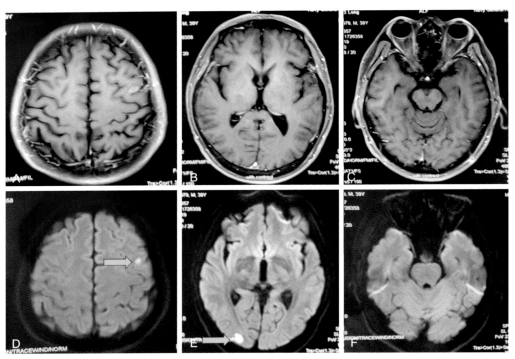

图3　头MRI增强后左额叶（A）呈轻度斑片状强化，右枕叶(B)轻度强化；DWI上右枕叶(D)、左额叶(E)见结节状高信号影

宁0.4g bid抗感染共30日、氢化泼尼松60mg qd共14日治疗。经治疗后患者体温正常，言语不清及肢体无力麻木等症状部分减轻。

2019年9月患者再次出现发热、言语不利、右侧肢体无力、麻木加重，临床表现大致同前，并出现口腔溃疡，复查头MRI检查提示：右枕叶和左额叶病灶较前吸收，未见明确显示，脑桥及桥臂可见新发异常信号，T1WI低信号，T2WI高信号，病灶向上蔓延至中脑、基底节区，边界不清（图4）。与之前MRI比较，右枕叶及左额叶病灶消失，桥脑再次出现新发病灶。

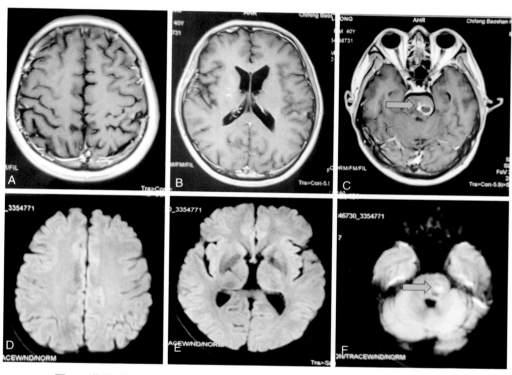

图4　增强后桥脑（C）见环形强化病灶；DWI上桥脑(F)见结节状高信号影

【第二次讨论】患者反复出现颅内占位病变，且位置不固定，此时病情是否还能用"脑脓肿"解释？在仔细询问病史后，发现患者近期新发口腔溃疡，呈反复多发，对患者进行详细体格检查，发现患者颜面部、背部散在分布丘疹；口腔及外阴多发溃疡（图5）。结合患者病史：反复发热、肢体活动障碍、口腔溃疡及外阴溃疡，曾有视力下降，实验室检查提示白细胞、ESR及CRP升高，故考虑"白

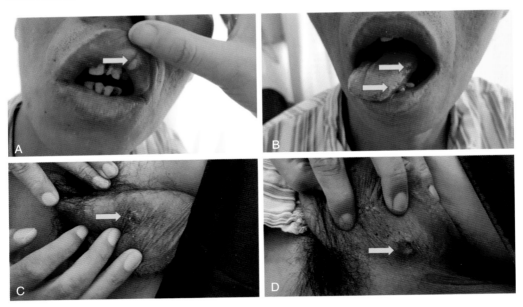

图 5　患者唇、舌以及阴囊多处溃疡

塞综合征"。患者颅内病变是否与白塞综合征相关？是否为神经白塞综合征？进一步完善眼科检查，提示患者有陈旧性色素膜炎。再次请病理科会诊（图6），结果显示：脑组织内见部分血管闭塞，血管壁及血管周围可见淋巴细胞、中性粒细

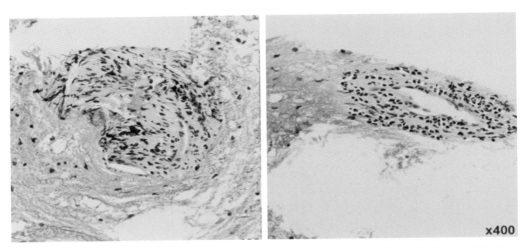

图 6　（桥脑病变活检）送检会诊切片。HE 染色镜下于脑组织内见部分血管闭塞，血管壁及血管周围可见淋巴细胞、中性粒细胞浸润，符合小血管炎改变；周围脑组织局部软化，可见吞噬细胞聚集，伴淋巴细胞浸润及反应性胶质细胞增生，并可见散在嗜酸性颗粒小体

胞浸润，符合小血管炎改变；周围脑组织局部软化，可见吞噬细胞聚集，伴淋巴细胞浸润及反应性胶质细胞增生，并可见散在嗜酸性颗粒小体。病理表现需和以下疾病相鉴别：（1）病毒性脑炎：主要表现为神经元变性、坏死（卫星现象，嗜节现象）；脑组织软化灶形成；小胶质细胞结节形成；血管周围淋巴细胞、浆细胞、单核细胞浸润；部分可见病毒包涵体。本例可见软化灶形成，但血管周围中性粒细胞浸润不支持病毒感染。（2）脑脓肿：常见于皮白质交界；病灶中央可见多量中性粒细胞、坏死物质，周围见纤维母细胞、毛细血管及胶质细胞构成的囊壁，部分区域囊壁内可见肉芽组织。本例未见明确脓肿灶，但可见中性粒细胞，不能除外该病理组织为脓肿边缘的可能。（3）结核性脑膜脑炎：脑实质内的改变主要为炎性充血，多数可见点状出血，少数呈弥漫性或大片状出血，有闭塞性脉管炎时，可见脑软化及坏死。部分病例可见单发或多发结核瘤。本例脑组织内没有慢性肉芽肿性炎的迹象。（4）炎症性脱髓鞘：主要累及白质，神经元髓鞘丢失，轴索相对保留，血管周围淋巴细胞浸润（T细胞为主），泡沫细胞聚集，胶质细胞增生；本例有胶质细胞增生及泡沫细胞聚集，但髓鞘染色未见轴索的相对保留，血管周围除淋巴细胞浸润外，还出现了中性粒细胞。（5）脑梗死：脑组织坏死、软化，最后液化形成蜂窝状囊腔（1周后）；神经元变性坏死；髓鞘、轴突崩解；炎细胞浸润（中性粒细胞、巨噬细胞、泡沫细胞）；星形胶质细胞增生。本例表现与脑梗死有很多相似之处，但脑梗死病变范围与脑血管供血范围一致，并且患者临床病程中反复出现散在不同部位的病灶，不符合脑梗死的临床过程。综上所述，本例的病理学改变不典型，肿瘤性病变可排除，炎症性病变可能性大。患者病理活检结果仍考虑炎性病变，故请神经内科以及影像科医生会诊分析病情。考虑患者存在累及脑干的免疫介导性炎性病变，需与以下疾病相鉴别：（1）多发性硬化：好发于青年人，女性居多，病灶满足时间和空间多发性，可累及幕上、幕下、灰质、白质，MRI示急性期病灶可见"开环状"强化，无占位效应和水肿区，与本病例的环状强化，有水肿区不相符。（2）视神经脊髓炎谱病：主要表现包括急性视神经炎、急性横贯性脊髓炎、极后区综合征、间脑综合征、大脑综合征和脑干综合征。（3）神经白塞综合征：包括脑实质受累为主和非脑实质受累为主两种表现，脑实质型可表现为脑干综合征、大脑和脊髓综合征、脊髓综合征、大脑半球综合征和无症状型。（4）Susac综合征：典型表现为急性脑病、听觉受损和视网膜分支动脉阻塞，多数为单相病程，部分呈多相与慢性病程，最初表现为头痛，影像学典型表现T2高信号病灶更小、更圆、更常累及胼胝体。

【诊疗经过】为进一步证实神经白塞综合征，并除外其他神经系统疾病，予患者脑脊液检查，结果显示：压力 150mmH$_2$O，细胞总数增加，WBC计数10×10^6/L，蛋白48mg/dl；糖和氯化物均正常；IgG寡克隆区带、水通道蛋白4（AQP4）、培养等检查均正常。

【第三次讨论】再次总结该患者特点，患者反复发热，有口腔、外阴溃疡，有视力下降，陈旧色素膜炎，实验室检查提示白细胞、ESR、CRP升高，故"白塞综合征"诊断成立。患者同时出现言语不利、右侧肢体无力、麻木加重等神经系统受累表现，头MRI显示桥脑增强病变，且脑脊液等检查除外其他免疫介导的炎性病变；病理活检支持血管炎表现，综上所述，考虑"神经白塞综合征"诊断明确。白塞综合征直接导致的神经系统受累称为神经白塞综合征（NBS），是白塞综合征最严重的并发症之一，也是发病和死亡的重要原因。由于种族、地理分布等差异，NBS发病率为5%～15%[2]，在男性和年轻人中更为普遍，有5%的病人神经系统受损可为首发症状，并有复发倾向。神经白塞综合征影像学可有多种表现，病灶以脑干（脑桥、中脑）常见，也可延伸累及间脑、基底节区。累及大脑半球时，常为多发的小白质病变，也可表现为孤立性类瘤样病灶。文献中曾有环形强化病灶报道，与本例患者表现相似，但极为罕见[3]。患者最早发病时头MRI及抽吸液培养出人葡萄球菌，均提示脑脓肿，考虑白塞综合征患者由于血管炎性病变，以及白细胞在血管周围浸润等机制，可合并脑脓肿[4]。故不能除外患者早期脑脓肿诊断。

【治疗转归】诊断明确后予患者强的松1mg/（kg·d），联合环磷酰胺、沙利度胺治疗，后患者出现下肢深静脉血栓，停用沙利度胺加用利伐沙班治疗。强的松减为25mg qd时，口腔及外阴溃疡再次发作，右侧肢体麻木症状较前加重，故加用阿达木单抗40mg，每两周一次，皮下注射治疗，治疗2个月后，患者言语表达较前改善，右侧肢体无力及麻木症状减轻。复查血常规、ESR、CRP恢复正常，2023年9月随访，患者强的松5mg qd，硫唑嘌呤50mg qd治疗，病情稳定。

专家点评

1. 颅内占位病变的组织活检与病理格外重要：本病例在症状凸显后通过影像学检查确定了颅内病灶的定位和影像学特征，通过临床与影像学的综合分析，初步锁定了"脑脓肿诊断"的可能性，但脑脓肿诊断是否成立以及脓肿性质如何需要进一步来确定。因此，脑病变部位的组织活检和病理尤为重要。由于脑组织结构和功能的特殊性，脑组织活检往往存在难度大、风险高、费用昂贵等问题，一方面患者及家属较难接受，另一方面对医疗技术要求也非常高，因此，在很大程度上限制了脑活检病理的开展。难能可贵的是本病例完成了脑内病变组织的抽吸及活检术，为病原学及病理检查提供了条件，也为后续的诊断和治疗提供了依据。由此可见，对于复杂的颅内占位病变，应尽可能创造一切条件，在保证患者安全的基础上努力拿到病变组织的病理学证据。

2. 神经系统病变可作为白塞综合征的首发表现：本病例特殊之处在于神经系统症状出现于皮肤黏膜溃疡之前，导致患者最初诊断未能往系统性病变方向考虑。但在病程过程中，患者出现了口腔、外阴的溃疡，结合其血中炎症指标升高、病情反反复复以及颅内病变的分布特征和多变性，"白塞综合征"的诊断得以浮出水面。进一步的眼科检查、病理二次会诊以及脑脊液检查等最终证实了该诊断。白塞综合征是以反复口腔、外阴溃疡为典型临床表现的一种系统性血管炎，神经系统受损是其较为常见且严重的并发症，如果不给予及时诊治，可导致不可逆性损害。因此，对于影像学上类似白塞综合征表现特征的颅内病变应详细询问患者病史，仔细进行体格检查，并在病程中进行严密观察随访，避免延误诊治。

3. 强调多学科协作的重要性：本病例存在诸多临床疑难之处。颅内占位病变最初通过组织培养和病理学检查考虑人葡萄球菌感染并发脑脓肿可能，经抗感染、抗炎治疗后一度好转，但停药后颅内病变再发，且部位发生了新的变化，同时患者伴有发热、炎症指标升高等全身反应，给病情分析增加了复杂性。另外，皮肤黏膜溃疡发生于神经系统病变之后，属于白塞综合征的非典型情况，增加了诊断的难度。针对上述情况，我们多次组织包括风湿科、神经内科、神经外科、影像科、病理科在内的多学科会诊，根据患者病情变化情况全面深入地进行分析讨论，最终才得以明确诊断。由此可见，多学科协作模式在处理复杂疑难病例中的作用日渐突显。

参考文献

[1]　James GS. Patterns of contrast enhancement in the brain and meninges[J]. Radiographics, 2007, 27(2):525-551.

[2]　Peño IC, De las Heras Revilla V, Carbonell BP, et al. Neurobehçet disease: clinical and demographic characteristics[J]. E J Neurol,2012, 19(9):1224-1227.

[3]　Chi LH, Marc JD. Manifestations of Neuro-Behcet's disease Report of two cases and review of the literature[J]. C N Neurosur, 2005, 107: 310–314.

[4]　叶春涛,董影,嵇鸣.神经白塞病的MRI价值探讨[J]. 中国CT和MRI杂志, 2014, (3):1-4.

面部红斑－间断水肿－发热－反复腹痛

左　瑜　何林蓉　舒晓明　卢　昕

单位：中日友好医院风湿免疫科

【导语】一例系统性红斑狼疮的青年男性患者，病程中出现结肠扩张，充分治疗原发病后，结肠扩张一度缓解，但出院后病情反复，并出现肠穿孔。通过对切除肠管细致的病理分析，我们发现了这个患者消化道病变的真正原因，并进行了相应的治疗。这一病例提醒临床医生在系统性红斑狼疮患者出现消化道病变的时候，不能简单地归因于狼疮并发症，需要扩展思路进行分析排查，并且要将临床、影像和病理有效地结合起来。

【主诉】患者男，30岁，因"面部红斑18年，间断水肿9年，发热1周"于2021年9月3日入院。

【现病史】患者2003年10月因高热、蝶形红斑、口腔溃疡、脱发，外院查抗核抗体（ANA）+，诊断为系统性红斑狼疮，予甲强龙24mg qd口服，后逐步减量至8mg qd维持。2012年8月因间断水肿查24小时尿蛋白为4g，行肾穿提示Ⅳ+Ⅴ型狼疮肾炎，予甲强龙80mg×5天，后减量为24mg qd，并加用硫酸羟氯喹（HCQ）200mg bid、吗替麦考酚酯（MMF）0.25g bid及他克莫司（TAC）1mg qd治疗，后以甲强龙8mg qd+MMF+TAC维持。2017年10月患者出现眼睑水肿，尿量减少，查24小时尿蛋白3.7g，ANA 1∶320（+），抗双链DNA（dsDNA）抗体＞200 U/ml，补体C3 39.8 mg/dl（参考值70.0～128.0mg/dl），甲强龙加量至40mg qd，维持MMF+TAC，后激素减量至8mg qd维持。2019年8月复查疾病稳定。2020年8月自行甲强龙减至4mg qd，2021年6月停用MMF及TAC，维持甲强龙4mg qd、HCQ 200mg qd口服。1周前（2021年9月）劳累后发热、头痛，体温37.8℃，伴脱发、肌痛、乏力。为进一步诊治收入院。

【既往史】高脂血症4年，现口服阿托伐他汀20mg qn调脂治疗。

【个人、婚育、家族史】无特殊。

【入院查体】体温36.5℃，脉搏77次/分，呼吸20次/分，血压147/76mmHg。无皮疹、皮下出血，全身淋巴结不大。心肺查体未见异常。腹软，无压痛、反跳痛，未触及包块，肝脾肋下未触及，肠鸣音3次/分。关节、肌肉、神经系统查体未见异常。

【第一次入院诊疗经过】

患者入院后完善相关检查：

血常规：白细胞（WBC）3.47×10^9/L↓，淋巴细胞（LYM）0.62×10^9/L↓，血红蛋白（Hb）116g/L↓，血小板（PLT）123×10^9/L；白蛋白定量 33.8g/L↓；24小时尿蛋白1.01g/24h↑；补体C3 37.5mg/dl↓，补体C4 9.23mg/dl↓；ANA 1：160核颗粒型/胞浆颗粒型，抗RNP（+），抗Sm（+），抗dsDNA抗体＞200U/ml↑。

考虑患者为系统性红斑狼疮，狼疮性肾炎（IV+V型），狼疮血液系统受累诊断明确，存在疾病活动，入院后予甲强龙40mg qd静点，HCQ 200mg bid口服控制原发病。

【病情变化】入院第3天（2021年9月5日）：夜间出现持续性上腹部轻度胀痛伴呃逆，有排气，查体腹软，中上腹部压痛，无反跳痛，肠鸣音3次/分。热敷后症状稍缓解。

查淀粉酶、脂肪酶阴性。

腹盆平扫+增强CT：右半结肠局部扩张，肠腔内大量肠内容物；直肠、乙状结肠壁增厚伴渗出，直肠系膜区多发钙化灶；双肾周围渗出，左侧肾盂稍扩张，左肾门、腹膜后、盆腔多发钙化灶（图1）。

胃镜检查：反流性食管炎、慢性非萎缩性胃炎（图2）。胃镜病理：黏膜轻度慢性炎，活动I级。

肠镜：进镜40cm肠腔内见黄色成形大便，距肛门30cm以下肠黏膜充血水肿，以距肛门20cm处为著。所见肠腔通畅，肠黏膜未见溃疡及占位性病变。结论：结肠炎性改变？（图3）肠镜病理：黏膜轻度慢性炎，淋巴细胞聚集，局灶浅表糜烂。

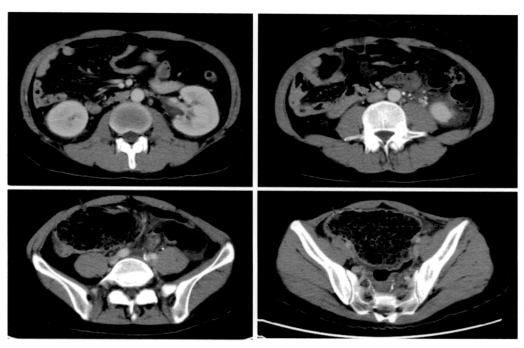

图 1　腹盆 CT 可见右半结肠局部扩张肠腔内大量肠内容物；直肠、乙状结肠壁增厚伴渗出；双肾周围渗出，左侧肾盂稍扩张（红色箭头所示）

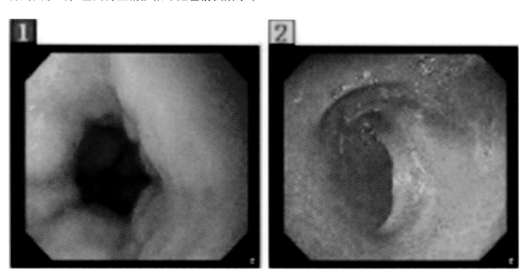

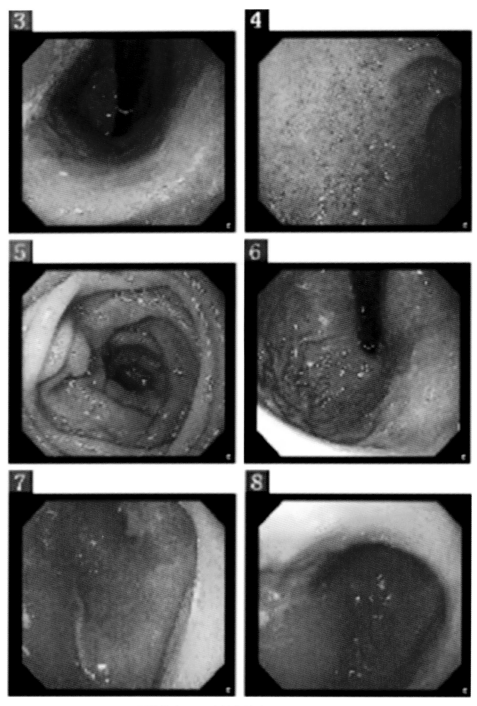

图 2　胃镜检查：反流性食管炎、慢性非萎缩性胃炎

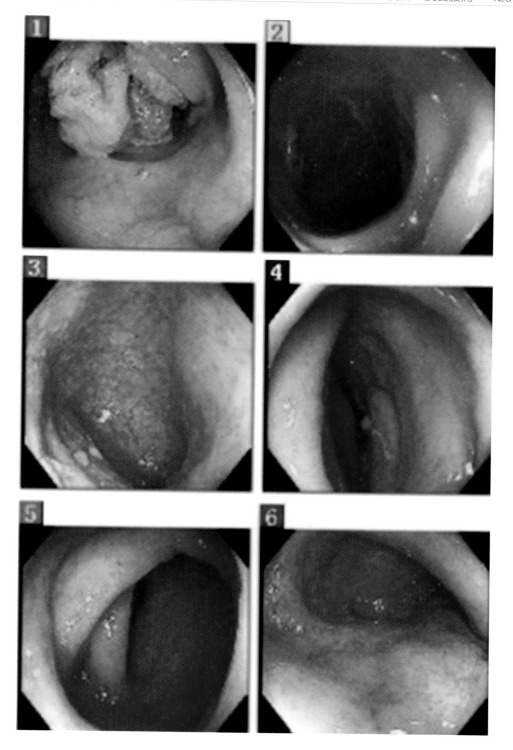

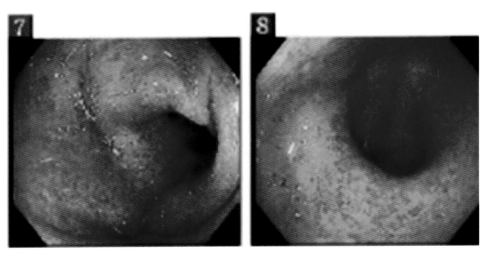

图3　肠镜检查：结肠炎性改变

治疗上予患者禁食水、静脉营养、胃肠减压、甘油/温盐水灌肠。原发病方面，予甲强龙 80mg qd静点，羟氯喹200mg bid及吗替麦考酚酯0.75g bid口服，并予亚胺培南西司他丁钠经验性抗感染治疗。

患者体温正常，腹痛腹胀缓解，有排气及排石蜡油。复查腹部CT：结肠扩张缓解，仍有直肠及乙状结肠肠壁增厚及异常强化，肾盂扩张同前（图4）。

患者因工作原因强烈要求出院，2021年9月16日带肠内营养液出院，继续醋酸泼尼松60mg qd、硫酸羟氯喹及吗替麦考酚酯治疗。

【第一次讨论】系统性红斑狼疮可出现假性肠梗阻，发病机制不明，可能是针对平滑肌的免疫损伤或血管炎导致肌层缺血。CT表现为肠管扩张伴肠壁增厚，其中50%以上的患者合并肾盂输尿管扩张。符合该患者的影像表现。经过积极的原发病治疗后，患者结肠扩张缓解。

【第二次入院诊疗经过】

2021年9月16日出院后口服能全力，10月6日起自觉胃肠功能恢复，进食米粥及三明治，10月7日起出现腹痛、腹胀，逐渐加重伴排气排便停止。10月10日复查CT见右半结肠扩张，较前进展（图5）。就诊于急救中心，予禁食水、胃肠减压、灌肠、补液、抗感染治疗后症状无缓解。

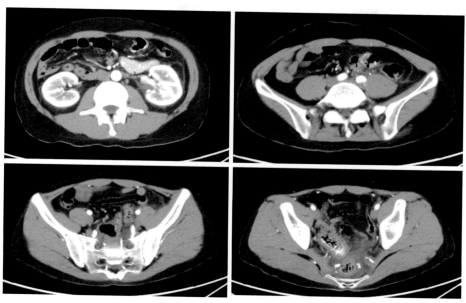

图 4　腹部 CT 可见肾盂扩张，直肠及乙状结肠肠壁增厚及异常强化（红色箭头所示），结肠扩张缓解

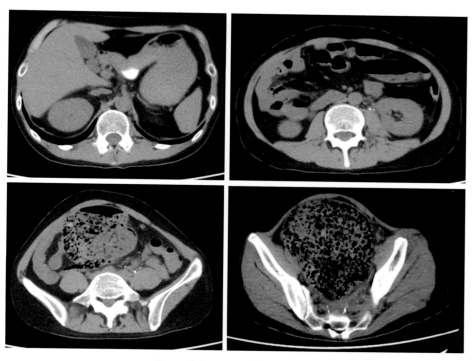

图 5　腹部 CT 示右半结肠扩张

2021年10月14日患者腹痛、腹胀加重，来我院急诊，查CT提示消化道穿孔（图6）。急诊剖腹探查，术中见回盲部肠壁增粗，可见直径1cm穿孔，予切除右半结肠，回肠腹壁造口。

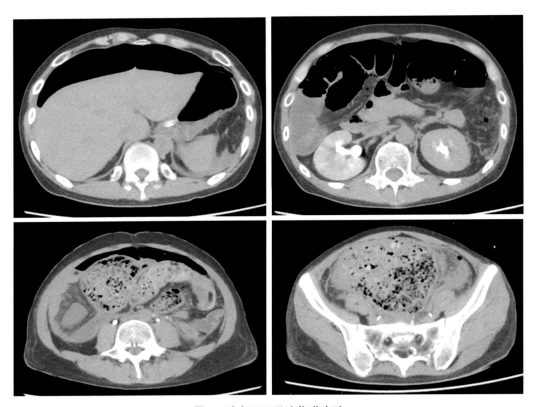

图6　腹部CT示消化道穿孔

【手术病理】回肠3cm，结肠6cm，盲肠肠管极度扩张，黏膜面皱襞消失，局灶见多灶不规则形状溃疡，直径0.3～1.3cm，深达肌层，局灶肠穿孔（2处）；病变部周围肠黏膜修复性增生、腺瘤样增生。阑尾黏膜慢性炎，部分浆膜面大量急慢性炎细胞浸润。

特殊染色：Mallory磷钨酸苏木精染色法（PTAH）表面覆纤维素性渗出（＋），未见明确血管壁纤维素样坏死。

加做免疫组化：巨细胞病毒（CMV）（个别细胞＋），EB病毒编码的小RNA（EBER）（－），见图7。

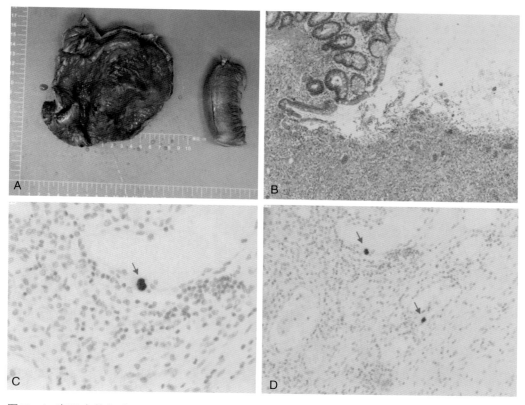

图 7　A. 病理大体标本示肠穿孔 2 处（红色箭头所示）；B. HE 染色；C. CMV 免疫组化情况（×100）；D.CMV 免疫组化情况（×40）

【第二次讨论】系统性红斑狼疮可出现多灶性肠道受累，其中小肠更易受累。肠镜下可观察到肠黏膜充血、缺血及溃疡形成。病理可表现为坏死性血管炎，纤维素性坏死，周围可以见到急慢性炎细胞。

　　消化道巨细胞病毒（CMV）感染，免疫缺陷是感染的主要危险因素。巨细胞病毒感染可累及全消化道，其中结肠最常见。临床上可表现为发热、腹泻、便血、腹痛、体重减轻，重者可出现肠梗阻及结肠穿孔[1]。肠镜表现不特异，与CMV显著相关的是穿凿样溃疡（ OR=12.672，95%CI 4.210～38.143 ）。组织侵袭性CMV病者血CMV DNA及IgM可阴性。诊断的金标准是组织病理，HE染色见病毒包涵体（猫头鹰眼样外观，图8），HE的敏感性低于免疫组化和组织CMV 感染的聚合酶链式反应（PCR）[2]。

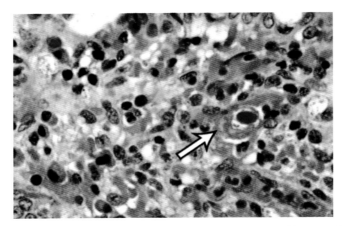

图 8　结肠固有层细胞中可见巨细胞病毒包涵体（白色箭头所示）

该患者主要表现为结肠受累，非小肠受累，且病理未见明确血管壁纤维素样坏死等SLE典型肠道受累表现。CMV免疫组化染色阳性，考虑该患者在SLE基础上出现了肠道CMV感染，进而出现肠道溃疡及穿孔。

【治疗转归】术后予患者禁食水、补液、抗感染、换药等支持治疗，逐步过渡饮食。考虑合并巨细胞病毒结肠炎，加用静脉更昔洛韦抗感染。甲泼尼龙由40mg qd 减量至32mg qd，维持吗替麦考酚酯及硫酸羟氯喹口服。

规律门诊随诊，回肠造口已还纳，正常饮食，疾病稳定，24小时尿蛋白0.1～0.4g，目前泼尼松减量至10mg qd，吗替麦考酚酯0.75 g qd，硫酸羟氯喹0.2g bid。

专家点评

巨细胞病毒感染临床上可表现为发热、白细胞减少、肠炎、肺炎等，与系统性红斑狼疮相关表现非常相似，容易误诊。同时巨细胞病毒感染可诱发系统性红斑狼疮疾病活动及合并其他病原感染，临床上容易漏诊。而CMV肠炎患者外周血CMV化验常阴性，因此对于疑诊患者应加做组织病理病原学检查，还要重视临床、影像和病理的结合。

参考文献

[1]　Shrestha BM, Darby C, Fergusson C, et al. Cytomegalovirus causing acute colonic pseudo-obstruction in a renal transplant recipient[J]. Postgrad Med J, 1996,72(849):429-430.

[2]　Baroco AL, Oldfield EC. Gastrointestinal cytomegalovirus disease in the immunocompromised patient[J]. Curr Gastroenterol Rep, 2008,10(4):409-416.

阵发心悸 - 网状青斑 - 血压升高

黄　璨[1]　郭潇潇[2]　师晓华[3]　赵久良[1]

单位：1. 中国医学科学院 北京协和医学院 北京协和医院风湿免疫科

　　　2. 中国医学科学院 北京协和医学院 北京协和医院心内科

　　　3. 中国医学科学院 北京协和医学院 北京协和医院病理科

【导语】本例患者是一名28岁女性，曾于孕17周和孕15周发生2次胎死宫内，有轻度血小板减低，存在心脏瓣膜赘生物。患者抗核抗体（ANA）、抗双链DNA（dsDNA）、抗SSA、抗SSB抗体阳性；狼疮抗凝物（LA）、抗心磷脂抗体（ACL）、抗β2糖蛋白Ⅰ（β2GPⅠ）抗体阳性。接受糖皮质激素、羟氯喹、他克莫司、小剂量阿司匹林及治疗量的低分子肝素治疗，经过孕期风湿免疫科、产科的规律随诊，对妊娠期贫血、病情复发、胎儿心脏A-V间期延长、胎盘功能不全等问题均予以及时评估及治疗调整，最终于孕37周分娩一重约2940g健康活婴，至产后12月随诊未发生病情活动。

【主诉】不良孕产史2次，宫内孕8周。

【现病史】患者于2018年12月妊娠17周发生胎死宫内，在当地医院查血红蛋白（Hb）93g/L，血小板（PLT）83×10⁹/L，无其他明显症状，未予特殊诊治。2019年12月患者妊娠15周再次发生胎死宫内，就诊于当地医院行实验室检查，显示血常规、尿常规、肝肾功能大致正常；抗核抗体（ANA）阳性；抗双链DNA抗体（dsDNA）、抗SSA抗体、抗SSB抗体阳性；抗磷脂抗体：狼疮抗凝物（LA）、抗心磷脂抗体（ACL）、抗β2糖蛋白Ⅰ（β2GPⅠ）抗体阳性；超声心动图检查提示二尖瓣赘生物伴中度反流。初步诊断为系统性红斑狼疮（SLE），予泼尼松45mg（1次/天，口服）、他克莫司1mg（2次/天，口服）、羟氯喹0.3g（1次/天，口服）、阿司匹林100mg（1次/天，口服）治疗。2020年患者定期随诊，症状逐渐缓解，激素规律减量至7.5mg和5mg（1次/天，口服）交替治疗，复查超声心动图未见赘生物。患者于2021年底再次妊娠，末次月经为2021年11月18日，孕后患者遵医嘱服用泼尼松10mg（1次/天，口服）、羟氯喹0.3g（1次/天，口服），阿司匹林50mg（1次/天，口服）、低分子肝素4000IU（1次/天，皮下注射）。当时规律复查发现血常规、尿常规正常，肝肾功能：丙氨酸氨基转移酶（ALT）55 U/L（参考值9～50 U/L），天门冬氨酸氨基转移酶（AST）44 U/L（参考值15～40 U/L），其余均正常，为进一步治疗于2022年1月13日（孕8周+1天）就诊于北京协和医院风湿免疫科门诊。起病以来，否认乏力、面部红斑、关节痛、脱发、口干、眼干、口腔溃疡、皮肤增厚变硬、鳞屑、雷诺现象，无全身性水肿、色素沉着、月经异常。

【既往史】2018年外伤出现骨盆骨折，因制动出现左下肢深静脉血栓，抗凝治疗后好转。青霉素及头孢过敏。

【个人、月经、婚育、家族史】婚育史：2018年12月、2019年12月分别于孕17周、15周出现胎死宫内，并行清宫术。月经史：初潮14岁，行经天数4天，月经周期28天，末次月经2021年11月18日。个人史、家族史无特殊。

【入院查体】体温36.4℃，血压 128/76mmHg，心率114次/min，呼吸17次/min。双手背及指端网状青斑。心、肺未见明显异常，肝脾未触及，双下肢无水肿。

【第一次讨论】患者的心脏瓣膜赘生物如何考虑？

首先考虑瓣膜赘生物是抗磷脂综合征（APS）相关心脏瓣膜病变（HVD）。HVD是原发性APS（PAPS）最常见的心脏表现。各种研究中，PAPS患者HVD的发病率从10%到60%不等。SAPS中以SLE继发最为常见，近90%患有HVD的SLE患者APL阳性，没有HVD的SLE患者只有44%呈APL阳性。患者临床症状多样，可无明显症状，也可出现乏力、气短、活动耐量下降、心悸等表现，并可能出现体循环栓塞，尤其是主动脉瓣的病变可能增加卒中的风险。APS-HVD以主动脉瓣及二尖瓣受累为主。瓣膜病变的特点：（1）瓣叶的瓣缘或中间局部瓣膜厚度＞3mm；（2）瓣叶瓣缘不规则的结节，为中强回声，二尖瓣心房面或主动脉瓣血管侧，通常活动度较差；（3）瓣叶活动度改变（过度活动或固定），对合不良；（4）瓣膜病变的程度和返流程度不一定相关；（5）瓣膜关闭不全较狭窄更为多见。抗磷脂抗体相关瓣膜病变的组织病理学特征有多种非特异性改变，包括纤维化、钙化、血管增生、瓣膜表面的疣状血栓和瓣内毛细血管的血栓。鉴别诊断方面，主要包括感染性心内膜炎、风湿性心脏病瓣膜受损、主动脉瓣退行性变、乳头状弹性纤维瘤、二尖瓣脱垂或黏液样变等[1]。对于此例患者的心脏瓣膜病变，因存在SLE、APS，考虑符合APS的瓣膜病变，暂无感染性心内膜炎的证据。且经原发病治疗后，瓣膜病变已有好转，心功能尚可，从心脏功能方面无妊娠禁忌。

【诊疗经过】入院后查血常规：WBC 4.45×10^9/L，Hb 101g/L，PLT 203×10^9/L；尿常规正常；肝肾功能：ALT 41U/L，余大致正常；红细胞沉降率（ESR）44mm/h，超敏C反应蛋白（hsCRP）0.25mg/L；补体C3 0.816g/L（参考值0.730～1.460g/L），补体C4 0.179g/L（参考值0.1～0.4g/L）；免疫球蛋白：IgG 18.32g/L（参考值7～17g/L），IgA 4.01g/L，IgM 1.20g/L；抗核抗体（＋）S1∶640，抗双链DNA抗体阴性，抗SSA抗体、抗SSB抗体、抗Ro-52抗体阳性；狼疮抗凝物（LA）1.39，抗β_2GPⅠ-IgG抗体89.1 AU/ml，抗心磷脂（ACL）-IgG抗体86.5 AU/ml。超声心动图提示二尖瓣增厚、轻中度二尖瓣关闭不全。

【第二次讨论】患者能否继续妊娠？

根据《2022年中国系统性红斑狼疮患者生殖与妊娠管理指南》推荐，系统性红斑狼疮患者，需满足以下四条标准，方能备孕：（1）SLE病情稳定至少6个月以上；（2）24小时尿蛋白定量≤0.5g且无重要脏器损害；（3）口服泼尼松≤15mg/d（或等效剂量的不含氟类糖皮质激素）；（4）停用可能致畸药物（如环磷酰胺、甲氨蝶呤、吗替麦考酚酯、来氟米特、雷公藤苷等）至所需时间[2]。本例患者2020年起交替口服泼尼松7.5 mg和5 mg（1次/天），并停用致畸的免疫抑制剂，同时规律随诊评估病情稳定≥6个月，完善尿常规及肾功能未见异常，超声心动图未见心衰征象，以上均满足SLE妊娠标准。

【诊疗经过】综合患者临床表现及自身抗体检查结果，考虑系统性红斑狼疮继发抗磷脂综合征（APS）诊断明确，有血栓形成、病理妊娠及多种标准外表现（血小板减低、心脏瓣膜病变、皮肤网状青斑）。继续泼尼松10 mg（1次/天，口服）、羟氯喹0.3 g（1次/天，口服）联合阿司匹林75 mg（1次/天，口服）、低分子肝素（那曲肝素钙）4100 U（2次/天，皮下注射）治疗。

　　用药方案：（1）孕8周+1天：泼尼松10 mg qd、羟氯喹0.3 g qd联合阿司匹林75 mg qd、低分子肝素4100 U q12h。（2）孕13周+1天：口服补铁。（3）孕16周+6天：加用他克莫司1 mg bid、静脉用免疫球蛋白（IVIG）20 g×3d，调整抗凝至低分子肝素6000 U q12h。（4）孕20周+6天：予IVIG 20 g×3d。（5）产后6周：由低分子肝素过渡至华法林抗凝治疗。

　　患者2022年2月17日（孕13周+1天）于北京协和医院门诊随诊，复查血常规+网织红细胞分析：Hb 101→82g/L（小细胞性），网织红细胞（Ret）1.64%；ESR 80mm/h，补体、免疫球蛋白正常；铁4项：Fe 118μg/dl（参考值50～170 μg/dl），总铁结合力（TIBC）109μg/dl（参考值250～450μg/dl），转铁蛋白饱和度（TS）56.5%（参考值25%～50%），铁蛋白（Fer）161ng/ml（参考值14～307ng/ml）；除外活动性出血后，予补铁治疗，嘱规律随诊。

　　患者3月15日（孕16周+6天）于门诊查体可见双手网状青斑较前明显（图1），复查Hb 101→82→85g/L，尿常规：尿蛋白（U-Pro）微量；补体C3 0.917g/L，补体C4 0.029g/L；ESR 74mm/h，考虑原发病轻度活动，加用他克莫司1mg bid、IVIG 20g/d×3d，为加强抗凝调整治疗方案为低分子肝素（依诺肝素钠）6000IU（2次/d，皮下注射）；此后血红蛋白回升至100g/L，尿蛋白转阴，皮肤网状青斑好转。

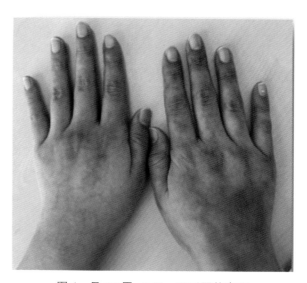

图1　孕16周+6天，双手网状青斑

患者于4月12日（孕20周+6天）行第五次随诊，查胎儿超声心动图提示胎儿AV间期140～144ms，持续性左心室强光点（图2），再次予IVIG 20g/d×3天，后复查超声心动图示AV间期恢复至130～135ms。此后规律随诊（孕23周、孕26周、孕28周+6天、孕33周），患者病情相对稳定。

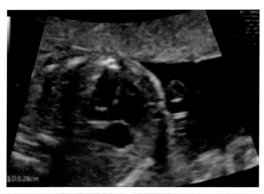

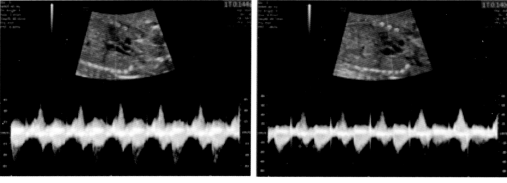

图2　孕20周+6天 超声心动图：胎儿左心室腱索上见强回声，直径约0.28cm；胎儿二尖瓣及三尖瓣血流未见明显异常；主动脉瓣及肺动脉瓣瓣膜回声未见明显异常。胎心规律，心率151~153次/分，AV间期140~144ms

7月27日（孕36周）考虑预产期将至，停阿司匹林，同时加强围产期管理。8月2日（孕36周+6天）患者因胎动增多、先兆早产、血压升高（148/94mmHg）收入产科病房。患者于2022年8月5日行剖宫产分娩一重约2940g健康活婴。手术当日及术后予氢化可的松50mg（2次/d，静脉输液）激素替代治疗，术后第3日恢复为泼尼松10 mg（1次/天，口服）。

患者围妊娠期狼疮活动性情况见表1。

表 1　SLE-APS 妊娠患者围妊娠期狼疮活动性

项目	妊娠期										产后		正常参考值
	8周+1天	13周+1天	16周+6天	20周+6天	23周	26周	28周+6天	33周	36周	36周+6天	6周	12个月	
白细胞（×10⁹/L）	4.45	4.81	6.85	7.91	7.26	8.84	8.84	8.9	6.59	6.96	5.23	8.47	3.5～9.5
血红蛋白（g/L）	101	82	85	90	97	104	100	103	107	103	114	130	110～150
血小板（×10⁹/L）	203	184	194	205	195	208	187	179	180	153	228	280	100～350
尿蛋白（g/L）	NEG	TRACE	NEG	TRACE	NEG	TRACE	NEG	NEG	NEG	NEG	NEG	NEG	NEG
补体 C3（g/L）	0.816	0.844	0.917	0.901	—	1.024	0.977	0.987	1.158	—	1.004	0.906	0.730～1.460
补体 C4（g/L）	0.179	0.211	0.229	0.194	—	0.206	0.172	0.195	0.229	—	0.239	0.185	0.100～0.400
血沉（mm/h）	44	80	74	79	66	86	107	85	85	—	27	18	0～20
抗 dsDNA 抗体	14.2	14.5	14.5	—	—	11.3	12.3	8.69	7.74	—	8.77	6.57	阴性：＜24
其他		网状青斑较前明显		胎儿 AV 间期140～144ms						先兆早产 血压升高			

【第三次讨论】抗磷脂抗体介导的胎盘功能不全在临床和病理上的表现如何。

抗磷脂抗体（aPLs）可在孕晚期导致胎盘功能不全，母体可能发生子痫前期甚至子痫，胎儿可能出现：胎心监护异常；脐动脉血流舒张期断流；羊水过少：羊水指数<5cm；或者胎儿生长受限：体重低于第10百分位[3]。上述母胎损伤均有可能导致严重的不良妊娠结局，影响母胎安全，如有相应征象，需及时决策是否终止妊娠。

胎盘损伤可能出现多种病理特征，提示母体血管灌注不良。以下5个病理特征在aPL阳性患者的胎盘中常见，包括胎盘梗死、合体细胞结节（SK）增多、血管合胞膜（VSM）减少、蜕膜炎症和受损的螺旋动脉（SA）重塑[4]。胎盘病理可作为胎盘损伤的病理学佐证，并能够反映出孕期治疗的充分性。

本例患者在强化抗栓的基础上，孕后期仍出现先兆早产及妊娠期高血压，术后胎盘病理可见胎盘梗死、绒毛合体细胞结节增多，证实了aPLs可介导孕晚期的胎盘功能不全（图3）。积极的抗栓治疗可改善APS患者临床预后，但仍有可能在病理上提示其治疗强度不够。因此应加强对aPLs阳性孕产妇的管理及治疗，警惕妊娠相关不良事件。

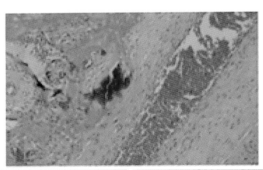

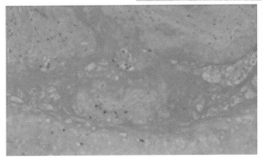
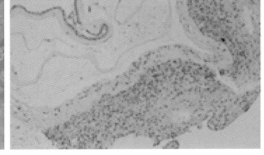

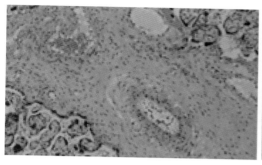 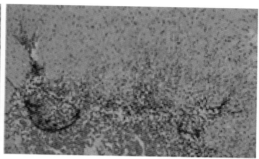

图 3　胎盘病理，依次提示：胎盘钙化、胎盘梗死、胎膜炎、内皮空泡变性和脐血管内膜炎

【治疗转归】患者产后6周由低分子肝素过渡至华法林抗凝治疗，监测国际标准化比率（INR）保持在2.0～3.0。产后12个月随诊，无不适主诉。实验室检查：ESR 18mm/h，ANA S 1：640，抗dsDNA抗体（－），抗磷脂抗体谱：LA 1.53，抗aCL-IgG抗体 36.5 AU/ml，抗β₂GPⅠ-IgG抗体 43.8 AU/ml，其余均为阴性。建议患者接受终生抗凝治疗。

专家点评

1. 系统性红斑狼疮及抗磷脂综合征患者的生育需求越来越被重视。作为育龄期女性，在病情允许的情况下，应尊重并尽力保障患者的妊娠选择。因此，从备孕、孕早、孕中、孕晚甚至围产期和产褥期，风湿免疫科医生均应努力为患者保驾护航。《2022年中国系统性红斑狼疮患者生殖与妊娠管理指南》应运而生，为这些患者的围产期诊治提供了重要依据。

2. SLE和APS患者的孕期一定不会平稳。看似风平浪静、母胎平安，殊不知已数次惊涛骇浪。患者孕早期经历了贫血加重和微血管病变加重，上调抗凝及抗炎治疗；孕中期胎儿出现CHB前兆，给予IVIG保驾；孕晚期出现胎盘功能不全的表现，最终果断终止妊娠，加强围产期管理，以保母胎平稳；孕后期进行抗凝调整及规律随访；可以说是步步为营方能步步赢。

3. 妊娠管理一定需要多学科团队的协作。SLE和APS患者往往多系统受累，瓣膜病变需心内科协助评估，围产期管理需要产科、超声科协作进行，最终的胎盘病理也需要病理科一锤定音，反馈临床治疗的充分性。我们只有和兄弟科室一起，共同努力，才能更好地保障风湿免疫患者的孕期安全。

参考文献

[1] Sciascia S, Amigo MC, Roccatello D, et al. Diagnosing antiphospholipid syndrome: 'extra-criteria' manifestations and technical advances[J]. Nature reviews Rheumatology, 2017,13(9):548-560.

[2] National Clinical Research Center for D, Immunologic D, National Clinical Research Center for O, et al. 2022 Chinese guideline for the management of pregnancy and reproduction in patients with systemic lupus erythematous[J]. Zhonghua Fu Chan Ke Za Zhi, 2022,57(11):801-808.

[3] Miyakis S, Lockshin MD, Atsumi T, et al. International consensus statement on an update of the classification criteria for definite antiphospholipid syndrome (APS)[J]. J Thromb Haemost, 2006,4(2):295-306.

[4] Viall CA, Chamley LW. Histopathology in the placentae of women with antiphospholipid antibodies: A systematic review of the literature[J]. Autoimmunity reviews, 2015,14(5):446-471.

腹痛－发热－主动脉受累

张 竞 徐倩云 何 岚

单位：西安交通大学第一附属医院

【导语】一例以"腹痛、发热、主动脉受累"为主要临床表现的老年女性患者。因左上腹痛1个月余就诊，外院CT血管成像（CTA）检查提示降主动脉"假性动脉瘤"，后通过影像科会诊发现"元凶"另有其他，最终通过外科术后病理明确诊断，强调了在处理这类疑难罕见病例时，临床、影像及病理多学科协作的重要性。

【主诉】患者女，63岁，因"左上腹痛1个月余"于2020年6月28日入我院。

【现病史】1个多月前无明显诱因出现左上腹钝痛，间断发作，无放射，平卧位时加重，与进食无关，无发热、盗汗及体重减轻，伴口腔溃疡（2个月前新发，共出现3～4次），无外阴溃疡、皮疹、关节肿痛、眼红眼痛，无头痛、视力下降、复视、黑矇，无下颌及肢体运动障碍等不适。于当地医院就诊，行主动脉CT血管成像（CTA）示"左锁骨下动脉、左颈总动脉、右头臂干近端壁内血肿并多发溃疡，胸主动脉壁内血肿并多发溃疡，降主动脉假性动脉瘤"，为求进一步诊治于我院周围血管科住院，2020年6月23日行"胸主动脉造影+腔内隔绝术"，术中造影见：左颈总动脉、左锁骨下动脉起始段溃疡并重度狭窄，胸主动脉多处溃疡形成，形态不规整，出院时建议于风湿免疫科就诊，进一步排查"大动脉炎"等疾病，遂于我科再次住院。起病以来，精神一般，食纳可，夜休一般，二便正常，体重较前无明显变化。

【既往史】2年前曾患"带状疱疹"，否认高血压及糖尿病史，否认过敏性疾病史。

【个人、婚育、家族史】退休职员，否认吸烟、饮酒史，已绝经10年，育有1子；家族史无特殊。

【入院查体】体温36.0℃，脉搏86次/分，呼吸20次/分。四肢血压：左上肢116/58mmHg，右上肢133/65mmHg，左下肢140/70mmHg，右下肢150/80mmHg。身高160cm，体重51kg，体重指数（BMI）19.9kg/m^2。无皮疹，未见口腔溃疡及外阴溃疡，针刺试验阴性。无泪腺、腮腺、颌下腺、甲状腺及浅表淋巴结肿大。无头皮触痛，无颞动脉压痛及搏动减弱，左侧桡动脉搏动减弱，双侧足背动脉搏动一致，双侧颈部、锁骨上可闻及收缩期血管杂音，左侧明显。心肺腹查体未见明显异常，下肢无水肿。

【诊疗经过】入院后完善相关检查。血常规：白细胞计数（WBC）8.85×10^9/L，血红蛋白（Hb）105g/L，血小板计数（PLT）301×10^9/L。肝肾功：白蛋白（ALB）33.6g/L，肌酐（Cr）63μmol/L。血脂：总胆固醇（CHOL）2.97mmol/L，低密度脂蛋白胆固醇（LDL–C）1.44mmol/L，甘油三酯（TG）0.5mmol/L。糖化血红蛋白5.8%。凝血：D–二聚体3.56mg/L，纤维蛋白原（FIB）5.91g/L，纤维蛋白（原）降解产物（FDP）12.53mg/L。B型前脑尿钠肽（pro–BNP）194.3pg/ml。C反应蛋白（CRP）24.8mg/L，红细胞沉降率（ESR）29mm/h，白细胞介素–6（IL–6）20.24pg/ml。抗核抗体滴度：1∶160（+）、1∶320（±）、1∶640（±），抗ENA抗体谱阴性，抗磷脂抗体阴性，抗中性粒细胞胞浆抗体（ANCA）阴性，类风湿因子（RF）阴性，抗环瓜氨酸多肽抗体（CCP）阴性，免疫球蛋白G（IgG）8.53g/L，免疫球蛋白G亚型4（IgG4）0.38g/L，补体正常。传染性指标八项：乙肝表面抗体、核心抗体阳性，梅毒（–），结核感染T细胞检测阴性。肿瘤标志物：糖类抗原199（CA–199）44.75U/ml，余阴性。颈部血管超声：双侧颈动脉、锁骨下动脉粥样斑块形成；左锁骨下动脉狭窄，左锁骨下动脉窃血综合征（部分型）。四肢血管超声：左上肢动脉流速较右侧低；左侧腘动脉粥样斑块形成，双侧腘、胫后、足背动脉粥样斑点形成。肝胆胰脾、泌尿系、子宫附件超声：胆囊息肉，右肾囊肿。涎腺超声：双侧腮腺、颌下腺（–）。甲状腺超声：甲状腺左叶结节（甲状腺影像报告和数据系统TI–RADS 4类）。心动超声：左室舒缓功能减低。

【第一次讨论】老年女性患者，病史1个月余，主要症状为左上腹痛，外院CTA及我院周围血管科所行数字减影血管造影（DSA）提示主动脉及其主要分支病变，炎症指标升高，初步诊断首先考虑有无大血管炎可能。患者为60岁老年女性，病史仅1个月，反复追问病史，既往无全身炎症及脏器缺血等临床表现，其次CTA显示主动脉受累征象主要为降主动脉周围软组织影包绕以及壁内血肿并多发溃疡，非典型的大动脉炎管壁增厚、管腔狭窄或闭塞征象，考虑大动脉炎诊断依据不充分。巨细胞动脉炎方面，患者无头痛、头皮压痛、跛行、突然失明等临床表现，也无颞动脉受累依据，考虑巨细胞动脉炎诊断依据不足。患者病史中曾有口腔溃疡，外院CTA提示"降主动脉假性动脉瘤"，有无变异性血管炎中白塞病的可能？但患者并非白塞病好发年龄，且口腔溃疡为近2个月新出现，不符合复发性口腔溃疡特征，也无其他如外阴溃疡、眼部病变、皮肤病变、神经系统受累及针刺试验阳性等白塞病临床表现，诊断依据不足。至此，该病例的诊断仍没有明确的方向，降主动脉周围软组织影，到底就是院外CTA报告中所提示的"假性动脉瘤"，还是"元凶"另有其他，也悬而未决。此时，结合临床的影像学诊断是当前可获得的最为重要的突破口，为进一步明确诊断，请我院影像科会诊，协助再阅外院CTA图像（图1），会诊意见提示：（1）血管外征象：降主动脉周围软组织影包绕，病变定位在降主动脉中段，食管与降主动脉之间，与主动脉管壁关系密切，推压并包绕管壁

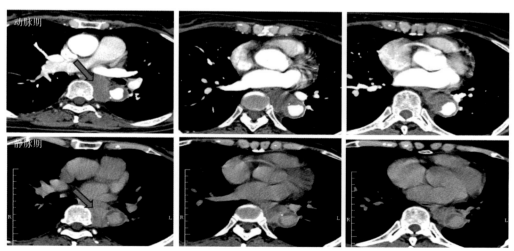

图1　胸主动脉CTA：病变定位（红色箭头）在降主动脉中段，食管与胸主动脉之间，与主动脉管壁关系密切，推压并包绕管壁近1/2，病变渐进性强化，静脉期强化不均匀

近1/2，病变渐进性强化，静脉期强化不均匀，强化团块与降主动脉管腔不相通。（2）血管内征象：主动脉广泛粥样硬化并血栓，降主动脉以与血管外病变相邻处为著，血管壁强化，与血管外病变强化方式及程度相似。结合临床考虑：老年人，炎症指标升高，主动脉及颈部分支多处受累，降主动脉节段性管腔周围软组织密度影环绕，且伴强化，强化团块与胸主动脉管腔不相通。故考虑该病变并非外院报告中所提示的"假性动脉瘤"，而考虑慢性主动脉周围炎可能。

慢性主动脉周围炎（chronic periaortitis，CP）是指由主动脉壁外膜引起并延伸至主动脉周围空间的一种纤维炎性疾病，表现为主动脉周围软组织异常增殖，增生的软组织可以包绕周围脏器，影响脏器功能。CP主要累及腹主动脉下段和髂总动脉，但也有同时累及其他血管区域的报道，有研究显示，约1/3的腹主动脉周围炎患者累及胸主动脉和主动脉外动脉。胸主动脉受累患者女性比例高，发病年龄大[1]。CP可发生在未扩张或扩张的主动脉周围，包括特发性腹膜后纤维化（idiopathic retroperitoneal fibrosis，IRF）、炎症性腹主动脉瘤（inflammatory abdominal aortic aneurysms，IAAAs）和动脉瘤周围腹膜后纤维化三种类型。IRF指围绕未扩张主动脉发展的腹主动脉周围炎，而IAAAs和动脉瘤周围腹膜后纤维化则是动脉瘤周围形式。CP的病因包括：特发性、IgG4相关疾病（immunoglobulin G4-related disease，IgG4-RD）、肿瘤、组织细胞增多症（脂质肉芽肿病）、结核、细菌感染、结缔组织病、小血管炎等。其临床表现包括由于主动脉周围肿块压迫所致的局部症状及与炎症相关的全身系统表现两部分。最常见的症状是胁、背部或腹部疼痛，约占病例的80%。全身症状包括疲劳、体重减轻、厌食、睡眠障碍和低热等[2]。

CP在IgG4-RD中较常见，约20%～36%的IgG4-RD患者存在CP，且CP可以是IgG4-RD的一个孤立临床表现。IgG-RD相关CP通常位于主动脉周围或前外侧，受累的动脉常位于肾动脉以下的腹主动脉，通常延伸至髂总动脉[3]。外周血IgG4水平升高以及病理发现受累组织中大量淋巴浆细胞浸润，组织中浸润的IgG4+浆细胞与IgG+浆细胞比值>40%，且每高倍镜视野下IgG4+浆细胞>10个以及席纹状纤维化、闭塞性静脉炎等典型IgG4-RD的病理特征有助于明确诊断。累及主动脉和腹膜后的IgG4-RD的鉴别诊断包括多种感染性病因，如梅毒、金黄色葡萄球菌、肺炎链球菌、沙门菌、其他自身免疫性疾病（大动脉炎、巨细胞动脉炎、类风湿性关节炎、白塞病、Cogan综合征、强直性脊柱炎、复发性多软骨炎、ANCA相关血管炎和结节病等）、恶性肿瘤、"孤立性主动脉炎"、动脉粥样硬化性动脉瘤、主动脉夹层的愈合过程等。鉴别诊断主要基于临床、实验室、影像学特征及组织病理学。

该患者非典型的腹主动脉受累，且血清IgG4水平正常，降主动脉周围软组织性质尚不能明确，为进一步明确诊断，与患者家属沟通病情，建议活检获取病理学结果，因部位特殊，获取病理标本难度及风险较高，家属拒绝，要求出院。第一次出院诊断：慢性主动脉周围炎可能；动脉粥样硬化。出院后口服羟氯喹0.2g，1次/日、阿司匹林0.1g，1次/日、氯吡格雷75mg，1次/日、阿托伐他汀20mg，每晚治疗。

【诊疗经过】出院2周后患者无明显诱因出现间断发热，多于午后出现，体温最高38.5℃，伴左上腹痛，无畏寒、寒战，无恶心、呕吐，无咳嗽、咳痰，于当地医院抗感染治疗（具体不详）效果不佳，我院门诊行CTA（图2）提示胸降主动脉外局限性中等密度影环绕，左房受压，与6月15日院外CTA对比，病变较前增大，于我院心外科再次住院。复查：WBC 17.31×10^9/L，中性粒细胞 15.98×10^9/L，Hb 101g/L，PLT 408×10^9/L，ALB 32.2g/L，Cr 50μmol/L，CRP 132.2mg/L。病原学检查：多次血培养阴性，降钙素原（PCT）、病毒系列、结核感染T细胞检测、G试验、GM试验等均阴性。PET-CT（图3）提示：胸主动脉腔内隔绝术后：胸降主动脉支架外局限性中等密度影环绕，葡萄糖代谢增高，结合CTA，考虑血肿伴炎症可能。术前诊断：慢性主动脉周围炎可能；血肿形成？感染？主动脉腔内隔绝术后，左锁骨下动脉壁内血肿并溃疡，左颈总动脉壁内血肿并溃疡，右头臂干近段壁内血肿并溃疡。2020年8月8日于我院心外科行开胸探查术。术中所见（图4）：左侧第5肋间脊柱旁至腋前线S型切口开胸，胸腔内大量淡红色胸腔积液，伴有包裹及纤维素样沉着，后纵隔可见包绕胸主动脉的不规则、质地疏松的黏液样改变，侵蚀胸主动脉，边界不清。未见明显夹层或血管破裂表现。术中冰冻病理提示间叶源性恶性肿瘤可能，肿瘤组织侵犯血管外膜，边界不清。行纵隔肿瘤切除术及胸腔闭式引流术。术中清除大部分组织并送病理。

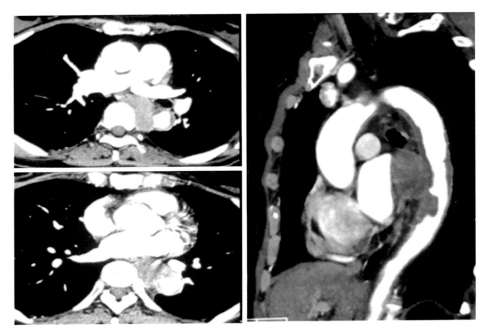

2020.6.15　胸主动脉 CTA

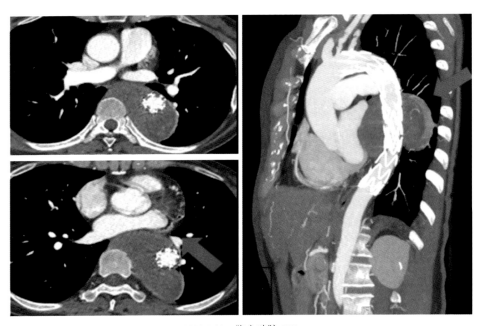

2020.7.30　胸主动脉 CTA

图2　2020年7月30日复查CTA提示胸降主动脉外局限性中等密度影环绕（红色箭头所指处），左房受压，与2020年6月15日院外CTA对比，病变较前增大

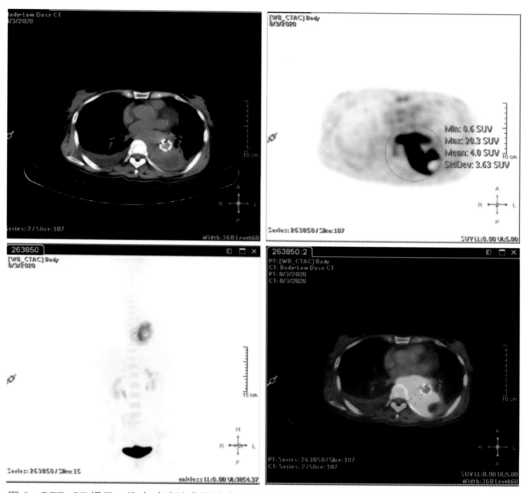

图3　PET-CT 提示：胸主动脉腔内隔绝术后：胸降主动脉支架外局限性中等密度影环绕，葡萄糖代谢增高，结合 CTA，考虑血肿伴炎症可能

　　术中冰冻病理：间叶源性恶性肿瘤可能，肿瘤组织侵犯血管外膜，边界不清。术后病理：大体所见为不整形肿瘤组织，总体积7.5cm×5cm×3.5cm，灰白、灰红、灰黄色，鱼肉状，质细腻（图5）。镜下细胞呈梭形，细胞异型性显著，核分裂像易见伴出血坏死。免疫组化：Vimentin（＋），CD163（＋），des小灶（＋），bcl-2（－），SATA6（－），S100（－），SMA（－），CD68（－），CD34（－），CD31（－），ALK（D5F3）（－），ERG灶状（＋），CR（－），D2-40（－），CK（－），Ki67（+30%）。结合免疫组化染色结果提示未分化肉瘤（图6）。

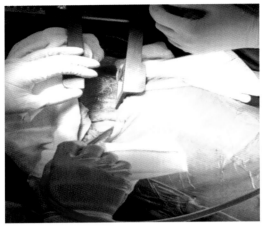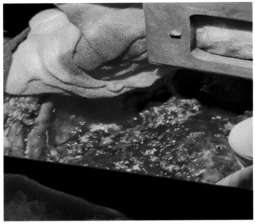

图 4　术中所见：左侧第 5 肋间脊柱旁至腋前线 S 型切口开胸，胸腔内大量淡红色胸腔积液，伴有包裹及纤维素样沉着，后纵隔可见包绕胸主动脉的不规则、质地疏松的黏液样改变，侵蚀胸主动脉，边界不清

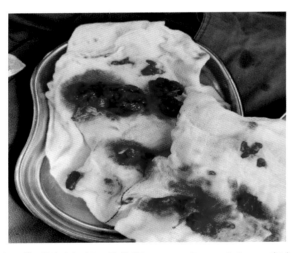

图 5　病理大体所见为不整形肿瘤组织，总体积 7.5cm×5cm×3.5cm，灰白、灰红、灰黄色，鱼肉状，质地细腻

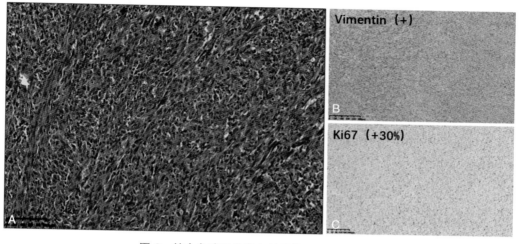

图6　结合免疫组化染色结果提示未分化肉瘤
A. HE 染色；B. Vimentin（＋）；C. Ki67（+30%）

【第二次讨论】

1. 病理专家：结合免疫组化，考虑软组织间叶源性恶性肿瘤，具体应该分到组织学类型中的哪一型？以往观点认为起源于软组织的肿瘤称之为软组织肿瘤，比如脂肪肉瘤起源于脂肪，横纹肌肉瘤起源于横纹肌，但这样的定义并不确切，一些软组织肿瘤可以发生于人体无对应正常组织的部位。目前认为包括软组织肿瘤在内的所有肿瘤均起自于多潜能性前驱细胞，或称干细胞，干细胞向不同方向分化形成各种不同类型的成熟细胞。本例临床病理特征：老年女性、后纵隔动脉旁、肿瘤生长迅速、梭形细胞为主、Vimentin阳性、Ki67（+30%），结合免疫组化染色结果提示未分化肉瘤。未分化肉瘤相对少见，约占软组织肉瘤的20%，为排除性诊断，诊断未分化肉瘤前必须排除其他各种类型的肿瘤。未分化肉瘤的病理大体外观常呈结节状或分叶状，直径5～10cm，切面呈灰白色、灰黄色或灰红色鱼肉状，常见出血、坏死、黏液变性，属高度恶性肿瘤，具有高的局部复发、远处转移和死亡率，5年生存率约30%，治疗主要以手术为主并结合化疗或放疗等在内的综合性治疗，对放化疗不敏感。

2. 影像学专家：超声、CT、MRI和^{18}F-FDG PET-CT等影像学检查被广泛用于CP的诊断和随访。该病例的CT影像征象再认识：CP的影像学特征主要为病变以血管为中心，管壁环形增厚，呈显著、均一的强化。而该例患者病灶主体与主动脉的关系为病灶主体偏在，病灶处增厚，而非环形增厚，病变源于主动脉旁，而非主动脉外膜，病灶强化不均匀，提示肿瘤性病变可能（图7）。影像学检查对于CP的诊断及鉴别诊断具有重要意义，特别是腹膜后（主动脉周）肿瘤表现为不均匀的分叶状，通常延伸至肾动脉起始部以上，此外，它们生长在主动脉和脊柱之间，往往使主动脉前移，也可能浸润肌肉和骨骼。^{18}F-FDG PET-CT也越来越多地用于主动脉周围炎的诊断检查，但由于继发于感染或肿瘤的主动脉周围炎也可能有FDG摄取，因此其特异性较低。

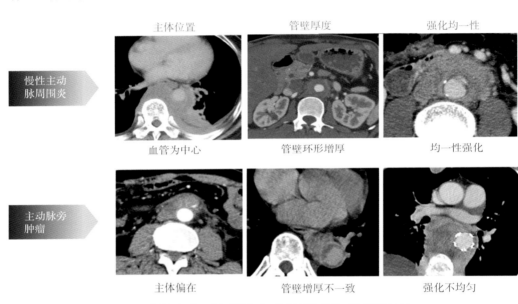

图 7　慢性主动脉周围炎和主动脉旁肿瘤的 CT 影像比较

3. 风湿科专家：随着对IgG4-RD认识的深入，风湿科医师也越来越多地关注到腹膜后纤维化以及慢性主动脉周围炎。据文献报道，20%～36%的IgG4-RD患者存在主动脉周围炎，腹主动脉和髂动脉受累较常见，尤其是肾下区域，而肾上段通常不受累，胸主动脉可能受累，但不太常见。IgG4-RD引起的主动脉周围炎多见于老年患者，男性多于女性，常见症状多为腰痛、腹痛、背痛等，缺乏特异性，大多数IgG4-RD主动脉周围炎表现为炎症标志物（ESR、CRP）和IgG4血清水平升高，病理是确诊的金标准。该患者并非典型的腹主动脉受累，血清IgG4水平正常，根据影像学专家所解读的征象，影像学上也存在诸多和典型IgG4-RD相关主动脉周围炎不同的表现，纵观全局，获取病理是该病例最终明确诊断的必由之路，追根究底是在临床工作中应该始终保持的精神，第一次动员患者进行活检时应该更坚定，也再次提示我们临床结合影像以及病理对最终得出正确诊断的重要性。

【转归】患者2020年8月至2021年1月于我院肿瘤内科行卡瑞利珠单抗联合紫杉醇（白蛋白结合型）及吉他西滨治疗，共6周期，2021年1月因骨转移行左下肢姑息性放疗（30Gy）并对症镇痛治疗，末次处方镇痛药物时间为2021年5月。

专家点评

1. 强调鉴别诊断的重要性：CP涉及多种病因，可以是特发性，也可由风湿免疫性疾病、感染、肿瘤性疾病、药物、放疗等引起，如淋巴瘤、肉瘤、膀胱恶性肿瘤等，在影像资料中可表现为腹膜后纤维化，结核感染、组织胞浆菌病等也可引起腹膜后纤维化，临床工作中需仔细甄别。同时，随着近年来对 IgG4-RD认识的深入，逐渐发现IgG4-RD是CP的重要病因，而IgG4-RD的表现也常与多种疾病，如肿瘤、结缔组织病、血液系统疾病、慢性感染等疾病非常相似，容易导致漏诊、误诊率高或过度诊断的问题，故而CP的诊断及鉴别诊断相当具有挑战性，尤其是当临床表现不典型时。在主动脉周围炎的诊断中，临床表现及实验室检查往往具有非特异性，同时获取受累组织进行活检在很多病例中难度很大，故而影像学检查是重要的诊断依据。但是，在所有难以解释的病例中，组织学检查仍然是金标准，特别是当怀疑恶性肿瘤或感染或对治疗无反应的患者时。

2. 影像、病理和临床的结合：该病例充分体现了影像及病理在协助临床做出正确诊断中的重要性，特别是对于重要影像学征象的仔细研判和抽丝剥茧后所获得的诊断信息。该病例通过第一次影像学会诊，发现并不是院外影像诊断提示的"假性动脉瘤"，而是主动脉周围软组织包绕，为下一步诊断方向的确立起到了至关重要的作用，后续根据影像科会诊结果，建议患者进行活检，但很遗憾的是未能执行。直至病情加重第二次入院，才通过外科术后病理明确诊断，病理诊断起到了一锤定音的作用。对于临床表现复杂多样的疑难罕见病例，正确的诊断需要多学科团队共同协作，建立临床、病理、影像团队合作的模式非常重要，可以充分发挥多学科综合的优势，在为患者提供高水平诊疗服务的同时，进一步探索疾病的发病机制和优化诊治策略。

参考文献

[1]   Marvisi C, Accorsi Buttini E, Vaglio A. Aortitis and periaortitis: The puzzling spectrum of inflammatory aortic diseases[J]. Presse Med, 2020,49(1):104018.

[2]   Nikiphorou E, Galloway J, Fragoulis GE. Overview of IgG4-related aortitis and periaortitis. A decade since their first description[J]. Autoimmun Rev,2020,19(12):102694.

[3]   Palmisano A, Urban ML, Corradi D, et al. Chronic periaortitis with thoracic aorta and epiaortic artery involvement: a systemic large vessel vasculitis[J]? Rheumatology (Oxford),2015,54(11):2004-2009.

皮下肿物 - 憋喘 - 皮肤破溃

黄　璨[1]　常　龙[2]　赵丹青[2]　师　杰[3]　赵久良[1]

单位：1.中国医学科学院 北京协和医学院 北京协和医院风湿免疫科
2.中国医学科学院 北京协和医学院 北京协和医院血液科
3.中国医学科学院 北京协和医学院 北京协和医院病理科

【导语】本例患者是一位53岁男性，因皮下肿物、喘憋、皮肤破溃来诊，病情迁延复杂。以嗜酸性粒细胞增多为突出表现，病程中皮疹及皮下包块反复，存在肺脏、心脏、神经系统、消化系统等多种重要器官的受累，辗转多家医院，先后取得11份病理（包括皮肤、淋巴结、肺、骨髓、结肠等），始终未能明确诊断。针对该患者我们围绕嗜酸性粒细胞增多综合征（HES）的诊疗思路，及嗜酸性肉芽肿性多血管炎（EGPA）与嗜酸性粒细胞增多综合征（HES）的鉴别诊断，最终，通过骨髓及外周血流式细胞分析发现一群CD3$^-$CD4$^+$T淋巴细胞，明确诊断为淋巴细胞变异型高嗜酸粒细胞综合征，并加用大剂量糖皮质激素联合免疫抑制剂治疗，患者病情好转。

【主诉】皮下肿物、皮疹2年余，喘憋1年，皮肤破溃1个月。

【现病史】患者于2020年1月发现右颈部单个皮下包块，无压痛、红肿、破溃，超声提示肿大淋巴结，未处理。2020年6月逐渐出现颜面部、躯干、四肢团块样淡红色皮疹，伴瘙痒，抗过敏治疗无效。2020年7月出现右侧大腿内侧包块，瘙痒明显，同时皮疹加重（图1）；于外院行穿刺病理：（右颈部包块）淋巴结反应性增生，（右大腿包块）：淋巴细胞、纤维母细胞、组织样细胞，未治疗。进一步就诊于外院，查血常规：白细胞（WBC）17.04 × 10^9/L，嗜酸性粒细胞（EOS）6.16 × 10^9/L，淋巴细胞（LYM）4.45 × 10^9/L，血红蛋白（Hb）139g/L，

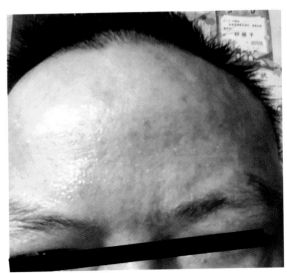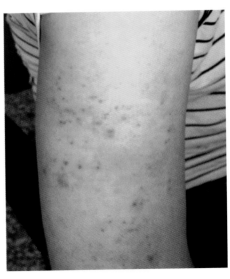

图1　颜面部、四肢皮疹伴瘙痒

血小板（PLT）305×10⁹/L；粪寄生虫阴性；骨髓涂片：EOS13%，LYM7.8%，余
（－）；骨髓活检：（－）；骨髓染色体核型分析：45X，X，－Y[4]/46，XY[16]；
骨髓FISH、融合基因（－）；胸部CT：右肺中叶片状高密度，右下叶内基底段一
实性结节，肺门及纵隔淋巴结未见肿大。完善病理：（右大腿包块）弥漫性炎细
胞浸润，大量嗜酸性粒细胞及少量淋巴细胞、组织细胞、浆细胞，抗酸（－）；
（右肺结节）纤维组织增生，间质较多嗜酸性粒细胞、淋巴细胞和浆细胞浸润，
Ki-67（5%+）、SMA（－）、CD38（＋）、CD138（＋）、LCA（＋）、CD68（灶
性+）。考虑"嗜酸性肉芽肿"，予抗过敏、外用激素后稍好转。2020年9月皮损
再发，查EOS 2.4×10⁹/L，胸部CT：右肺病灶较前增大，且新增实性结节；予甲泼
尼龙 28mg qd治疗（1个月余），大腿包块消退，复查EOS 0.85×10⁹/L。2020年12
月自行停用激素后开始出现喘憋、咳黄痰、鼻塞、流黄脓涕，抗感染无效；查血
常规：WBC 27.23×10⁹/L，EOS 12.81×10⁹/L，超敏C反应蛋白（hsCRP）5.42mg/
L，红细胞沉降率（ESR）19mm/h，IgE＞6000ng/ml，血免疫固定电泳（IFE）
IgA λ（＋）；ANA S 1∶80（＋）。骨髓染色体核型：46，XY[20]，骨髓基因重排
（－），骨髓全外显子测序（－）。胸部CT：右肺内段团块增大，新发右肺阻塞
性炎症；肺功能：中重度阻塞性通气功能障碍，弥散轻度减低，呼出气一氧化氮
（FeNO）17ppb；支气管镜：双肺多发支气管管腔狭窄，白色脓性分泌物流出；

右肺中叶支气管肺泡灌洗液（BALF）：T淋巴细胞亚群正常，未见肿瘤细胞，GM试验、抗酸染色（－）；刷片病理：无殊。鼻窦CT：全组鼻窦炎，鼻息肉。肌电图（EMG）+神经传导速度（NCV）：慢性肌源性损害。正电子发射计算机断层显像（PET-CT）（第一次）：全身多发肿大摄取增高淋巴结，SUV_{max} 10.25；多发皮下代谢增高结节，SUV_{max} 2.58；右肺多发支气管不均匀狭窄伴代谢增高，SUV_{max} 6.34（图2）。病理（左颈部淋巴结）：T区淋巴组织弥漫增生，较多浆细胞、嗜酸性粒细胞浸润，血管炎，间质纤维组织增生，累及周围脂肪组织，符合淋巴结炎症性病变，不除外血管淋巴样增生伴嗜酸性粒细胞增多；免疫组化：Ki67（30%+），IgG4+/IgG+浆细胞≈30%，EB病毒编码的小RNA（EBER）（－），T细胞抗原受体（TCR）重排（+），但形态学不典型。考虑嗜酸性粒细胞增多症，EGPA可能，2021年1个月起加用甲泼尼龙（MP）40mg qd×1个月→32mg qd×10天，复查EOS 0.43×10⁹/L，IgE 3454ng/ml，2021年2月自行停用激素。2021

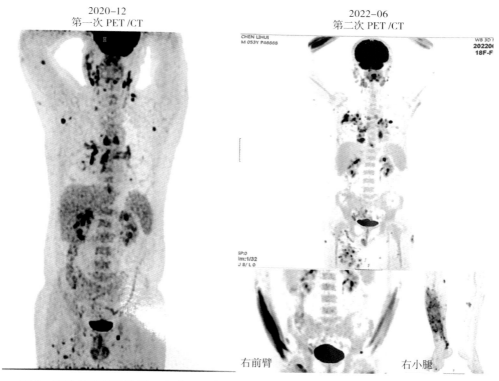

图2　两次PET/CT比较，皮肤、肌肉多发摄取增高灶，双肺多发结节（均较前进展）

年12月新发双眼睑肿胀伴视物模糊（图3），咳嗽、咳痰加重，查血常规：WBC 17.06×10⁹/L，EOS 5.52×10⁹/L，予甲泼尼龙40mg qd iv×7d→40mg qd po×10d→每10天减1片，使用激素期间，上述症状明显好转，但甲泼尼龙减至24mg时症状再发，2022年5月停用激素，新发腹痛、腹泻，查EOS 5.62×10⁹/L，结肠镜：降结肠、直肠部分黏膜充血水肿，片状糜烂，血管纹理紊乱，肠镜病理：黏膜显慢性炎。2022年6月新发双足趾、手掌脓疱及破溃，伴瘙痒，无疼痛。查WBC 19.18×10⁹/L，EOS 8.12×10⁹/L，Hb 89g/L，IgE 4474kU/L。PET-CT（第二次）：双肺多发沿支气管血管束分布大小不等结节、斑片状摄取增高灶，右上肺为著，SUV_{max} 9.6；双下肢、臀部、双上肢皮下多发结节，右侧小腿为著，SUV_{max} 8.9；双上肢肌肉长条样摄取增高，SUV_{max} 12.0（图2）。为进一步诊治就诊我院。病程中，否认发热、盗汗、光过敏、雷诺现象、脱发、关节肿痛、口干、眼干、口腔及外阴溃疡。

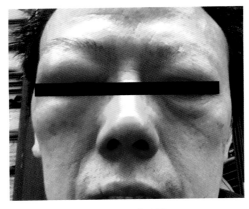

图3　眼睑肿胀

【既往史】带状疱疹，胆囊炎，胆囊结石，阑尾切除术后。

【个人、月经、婚育、家族史】个体户、不进食生食，家人体健。

【入院查体】血压 120/66mmHg，脉搏血氧饱和度（SpO_2）98%，双侧上下睑浮肿，唇部皮肤黏膜破损，躯干及四肢散在红色皮疹，双手手掌、手指、双足足底、足趾多发水疱伴破溃（图4）。右侧颈部、左侧腋窝、右侧腹股沟多发肿大淋巴结；双肺呼吸音低，无干湿啰音，心脏查体（－），腹软无压痛，肝脾不大。

【第一次讨论】患者是否考虑高嗜酸性粒细胞综合征（HES）的诊断？应进行哪些鉴别诊断？

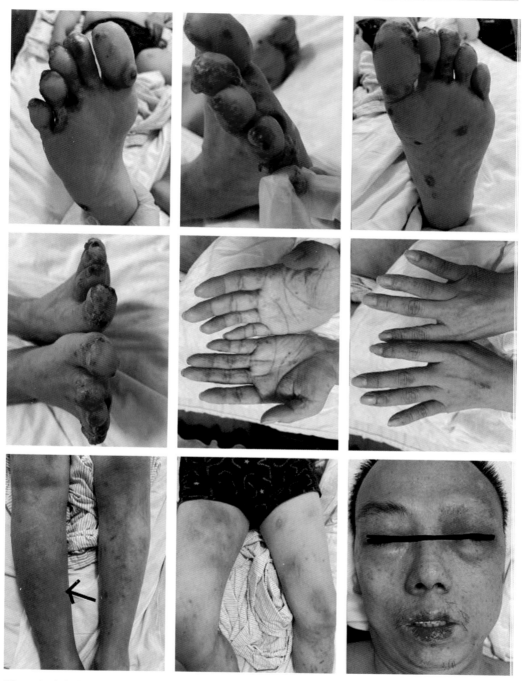

图4　入院查体。双侧上下睑浮肿，唇部皮肤黏膜破损，躯干及四肢散在红色皮疹，双手手掌、手指、双足足底、足趾多发水疱伴破溃

　　高嗜酸性粒细胞增多综合征（HES）是一组罕见疾病，其临床特征是嗜酸性粒细胞计数持续升高和嗜酸性粒细胞介导的器官损伤。在临床中，如外周血EOS升高，称为嗜酸性粒细胞增多。如果外周血2次检查（间隔时间＞1个月）嗜酸性粒细胞绝对计数＞$1.5 \times 10^9/L$和/或骨髓有核细胞计数嗜酸性粒细胞比例≥20%和/或病理证实组织嗜酸性粒细胞广泛浸润和/或发现嗜酸性粒细胞颗粒蛋白显著沉积，则成为高嗜酸性粒细胞增多症（HE）。

　　患者高嗜酸性粒细胞增多综合征（HES）诊断明确，高嗜酸鉴别主要分成3个步骤：（1）脏器评估，临床上遇到嗜酸性粒细胞增高的病人要完善系统评估，包括皮肤、淋巴结、神经、心脏、肺、气道、胆管、结肠、血管、食管、眼、鼻、膀胱等；（2）寻找病因，多数高嗜酸继发于非血液系统疾病，包括药物、过敏、结缔组织病（CTD）、寄生虫、肿瘤、内分泌；（3）经验性治疗，通常激素治疗有效。

　　HES诊断包括EOS数量要求、时间要求以及脏器受累，根据病因可分为六类[1]（图5），包括家族性、特发性、相关性、重叠性，骨髓增殖型HES（M-HES）以及T淋巴细胞变异型HES（L-HES）。（1）家族性HES通常有家族史，伴有基因异常；（2）重叠性指没有找到任何病因，孤立脏器受累的HES；（3）特发性通常指没有找到病因，同时＞1个脏器受累；（4）相关性，即继发性、反应性，通常继发于其他已知疾病，比如淋巴瘤伴嗜酸增高。（5）M-HES，也称为伴有EOS升高的髓系肿瘤，主要分为白血病、经典骨髓增殖性肿瘤（MPN）、MPN伴嗜酸性粒细胞增多（MPN-E）以及其他MPN。通过骨穿+活检，DNA测序，RNA+核型分析，往往不难诊断。（6）L-HES，也称为淋巴细胞变异型HES，由于异常T细胞分泌IL-5导致嗜酸性细胞增多，最常见的异常T细胞表型是$CD3^-CD4^+$，其次为$CD3^+CD4^-CD8^-$。异型细胞比例占比多少可诊断L-HES尚不明确。

　　EOS升高在临床中难以诊断，免疫科疾病如CTD、系统性红斑狼疮（SLE）、类风湿关节炎（RA）、硬皮病、EGPA、结节性多动脉炎（PAN）、IgG4-RD等，均可伴随反应性EOS升高。

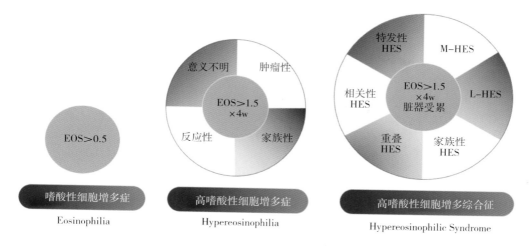

图 5　EOS 增高时的鉴别思路

【诊疗经过】

入院查血常规：WBC 14.19×10^9/L，EOS 4.32×10^9/L，LYM 5.13×10^9/L，Hb 103g/L，PLT 316×10^9/L。血涂片：EOS 35%。尿常规+沉渣：蛋白（PRO）0.3g/L，红细胞（BLD）（－），24小时尿蛋白（24hUP）0.15g；粪常规+寄生虫（－）。肝肾功、血脂、凝血、心肌酶、甲功（－）。免疫方面：hsCRP 1.05mg/L，ESR 1mm/h，IgG 15.82g/L，补体不低，IgG4 6793mg/L，T-IgE ＞5000KU/L，ANCA、ANA17项（－）。血液方面：血清蛋白电泳（SPE）/免疫固定电泳（IFE）：M蛋白4.68g/L，IgA λ（＋），sFLC-κ/λ 1.075，尿IFE：（－），冷球蛋白定量+定性：（－）。感染方面：痰病原学细菌、真菌、抗酸染色、奴卡菌、结核/非结核分枝杆菌（TB/NTM）、卡氏肺孢子菌（PCP）均为阴性。

系统评估方面：

1. 皮肤　皮肤科会诊考虑皮疹及手足破溃皮损符合HES相关皮肤病，结合外院皮肤病理描述不支持EGPA。再次于右小腿高代谢处取皮肤活检，病理：符合浅层血管周围炎。

2. 鼻窦　鼻窦CT可见右侧额窦、双筛窦及上颌窦炎性改变，鼻腔黏膜增厚（图6）；鼻咽喉镜：双侧中鼻道黏膜息肉样改变，双侧鼻中隔、鼻咽部黏膜光滑完整，未见糜烂；耳鼻喉科会诊考虑不符合血管炎受累表现，未取活检。

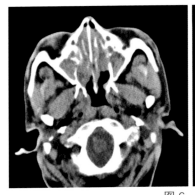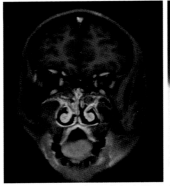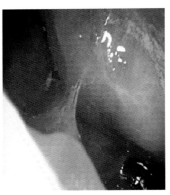

图6　多组鼻窦炎，鼻黏膜息肉样改变

3. 肺　胸部CT：双肺多发斑片、索条、结节（图7）；肺功能：阻塞性通气功能障碍，舒张试验阴性，一秒用力呼气容积（FEV_1）/用力肺活量（FVC）55.9%，FEV_1 2.14L（72%），一氧化碳弥散量（DL_{CO}）99%，FeNO 33ppb。8月5日行CT引导下肺穿刺活检，送检病原（细菌、真菌、抗酸、放线、PCP）均为阴性，（右肺）病理：肺泡间隔增宽，伴纤维组织增生及较多淋巴细胞浸润，偶见个别嗜酸性粒细胞，肺泡腔内可见多量吞噬细胞聚集及机化，伴部分肺泡上皮增生，未见明确血管炎改变；免疫组化：CD20（个别+），CD3（散在+），CD21（-），CD1a（个别+），CD68（散在+），CD56（-），Ki-67（index 1%），S-100（个别+）；特染：PAS染色（-），弹力纤维（+），六胺银（-），抗酸-TB（-），弱抗酸染色（-）；TCR重排（-）。

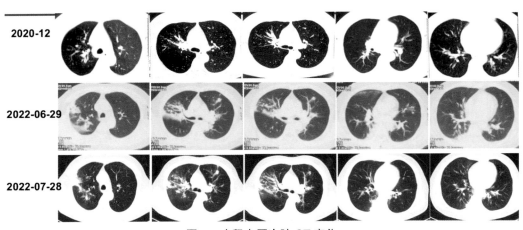

图7　病程中历次肺CT变化

4. 眼　表现为视力下降，眼睛肿胀，眼科会诊：眼底未见出血、渗出，无葡萄膜炎，视力下降与双眼白内障相关；未触及肿大泪腺组织，泪腺超声：双侧泪腺回声减低、欠匀；眼眶核磁：双侧泪腺略增厚（图8）。

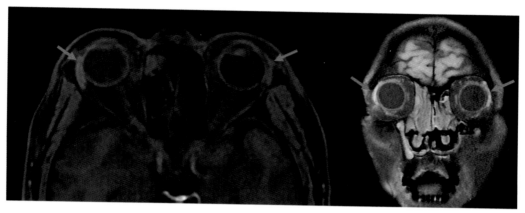

图 8　双侧泪腺增厚

5. 心肌病变　超声心动图（ECHO）：左室射血分数（LVEF）64%，室壁运动未见明显异常；心脏增强核磁：室间隔、左侧下壁散在条片状延迟强化，心肌病变可能（图9）。

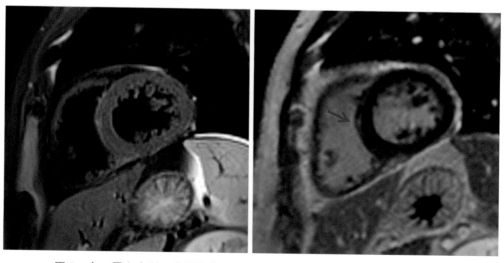

图 9　左：黑血序列，未见异常；右：延迟强化序列，可见条片样异常信号

6. 神经系统 肌电图：NCV 右胫神经感觉波幅低，EMG（－）；头增强MR：鼻甲、鼻窦黏膜增厚，明显强化，余（－）。

7. 消化道 胸腹盆腔增强CT：右叶胆管略宽，右肝管壁增厚伴强化，肝总管管腔增宽；进一步完善MRCP：肝右叶胆管、肝总管略增宽，右肝管壁增厚，均提示嗜酸粒细胞性胆管炎可能（图10）。消化科会诊：HES与IgG4RD均可累及肝脏，伴有胆管壁增厚，影像学难以鉴别，但IgG4-RD仅累及胆管、不累及胰腺少见，考虑为高嗜酸继发改变可能性大。

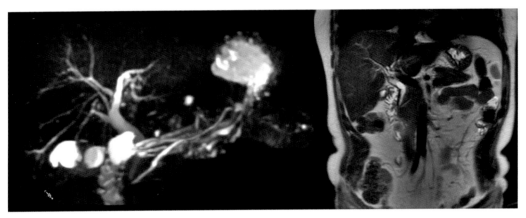

图 10 ERCP 可见肝总管、肝内胆管管壁增厚，肝内胆管扩张

8. 血液方面 骨髓涂片：有核细胞较少，粒/红比为8.86∶1，嗜酸粒细胞比例增高，占19%，骨髓活检（图11）：造血组织略增多，以粒系为主，有较多EOS浸润。免疫组化结果：CD3（散在+），CD15（部分+），CD20（散在+），CD38（散在+），CD138（－），CD235a（部分+），Ki-67（index 90%），MPO（+）。

9. 病理会诊

（1）外院颈部淋巴结活检（图12）： 低倍镜下可见淋巴结被膜下纤维组织增生，淋巴组织减少、萎缩，被粉染区域占据。粉染区域可见丰富增生小血管及炎细胞（包括嗜酸性粒细胞、浆细胞）浸润。增生小血管内皮细胞肿胀。免疫组化可见，CD20阳性细胞少，提示残存淋巴滤泡，浆细胞大量浸润，IgG4/IgG表达＞40%，结合患者循环中IgG4水平高，淋巴结中IgG4高度表达不能明确诊断 IgG4-

RD。

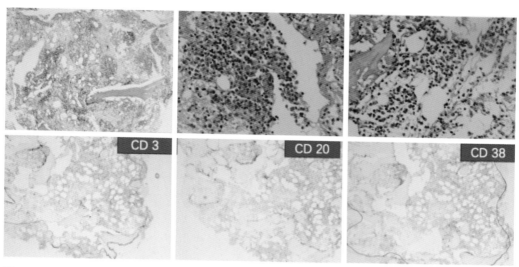

图 11　骨髓活检。造血组织略增多，以粒系为主，有较多 EOS 浸润。免疫组化结果：CD3(散在 +)，CD20(散在 +)，CD38(散在 +)。放大倍数：上排左、下排 40×，上排中及右 200×

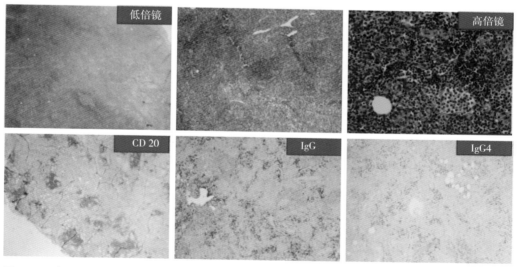

图 12　颈部淋巴结，滤泡萎缩，大量 EOS 和浆细胞浸润，IgG4/IgG > 40%。放大倍数：上排左 20×，中 100×，右 400×。下排 40×。染色方法：上排 HE 染色；下排免疫组化

（2）外院肺穿刺病理活检（图13）：病变部位肺泡间隔可见纤维组织、血

管增生，EOS 和浆细胞浸润，血管内皮细胞肥大，血管壁嗜酸性粒细胞浸润。此外，可见肺泡间隔增宽，有 EOS 及浆细胞浸润，且肺泡腔内充满 EOS。免疫组化可见较多浆细胞浸润，淋巴细胞浸润不多。外院支气管镜刷片可见大量嗜酸性粒细胞。可见炎细胞浸润（EOS 为主），但未见血管壁破坏表现，不考虑诊断血管炎。

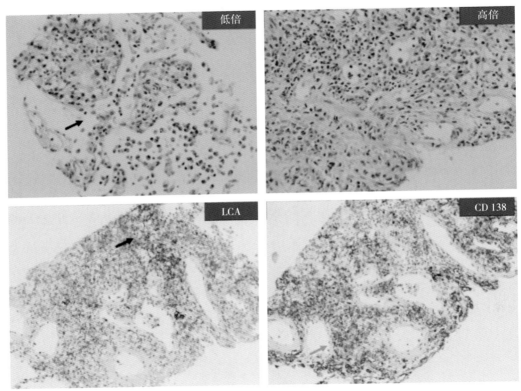

图 13　外院肺活检，肺泡间隔增宽，大量 EOS 及浆细胞（红色箭头）浸润，少量淋巴细胞浸润（黑色箭头）。放大倍数 200×。染色方法：上排 HE 染色，下排免疫组化

　　（3）我院肺穿刺活检（图 14）：可见肺泡间隔增宽，纤维组织增生，增宽的间隔中炎细胞浸润，包括淋巴细胞、浆细胞肺；肺泡上皮细胞增生，肺泡腔机化，肺泡内很多吞噬细胞聚集，可见个别嗜酸性粒细胞浸润，没有血管壁破坏，无血管炎表现。免疫组化方面，B 细胞标记散在阳性，NK 细胞标记阴性，Ki67 散在阳性，主要浸润为 T 细胞，CD3 淋巴细胞成熟，没有核异型性，弹力标记可见血管管腔完好，无破坏证据。基因重排结果：未检测到克隆性基因重排。

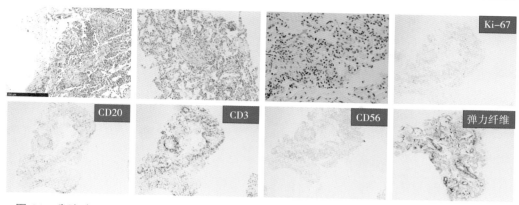

图 14　我院肺活检病理：个别 EOS 浸润，未见血管炎证据。上排 HE 染色 100×，免疫组化 40×

【第二次讨论】患者的诊断是否考虑EGPA？

患者中年男性，慢性病程，多系统受累，2020年起病，以皮疹、皮下包块为首发临床表现，伴有嗜酸性粒细胞（EOS）升高，激素治疗有效，停用激素后出现上－下呼吸道症状，再次加用激素后有效，停用后出现眼睑肿胀、消化道症状，伴有新发手足脓疱、破溃。多次筛查除IgG4以及IgE升高外，未见明显免疫学异常，炎症水平不高，ANCA阴性；影像学提示肺部多发斑片病变，结肠炎症，胆管受累，泪腺肿大；11份病理可见组织嗜酸浸润，提示血管炎，但未见明确肉芽肿样改变；综上，考虑符合高嗜酸性粒细胞综合征（HES）。但患者还合并血液系统异常，包括M蛋白、TCR重排阳性，骨髓核型一过性异常（图15）。

按照2012年Chapel Hill分类，血管炎分为大血管炎、中血管炎、小血管炎、变异性血管炎、单器官性血管炎、与系统疾病相关血管炎以及与可能病因相关血管炎。其中小血管炎分为ANCA相关性血管炎（寡免疫复合物型）以及免疫复合物性小血管炎。EGPA也称为Churg－Strauss综合征，属于ANCA相关性血管炎。

血管炎的诊断思路和过程，主要分为以下几个方面，（1）根据临床表现，拟诊血管炎；（2）评估受累血管口径；（3）排除继发或模拟血管炎疾病；（4）结合特征性表现，实验室检查，血管成像技术，病理学检查，最终确诊血管炎类型。患者出现如下表现时高度警惕系统性血管炎可能，包括：① Skin lesions，即皮肤受累：瘀斑、结节、荨麻疹、溃疡、网状青斑；② Kidney，即肾脏受累：异

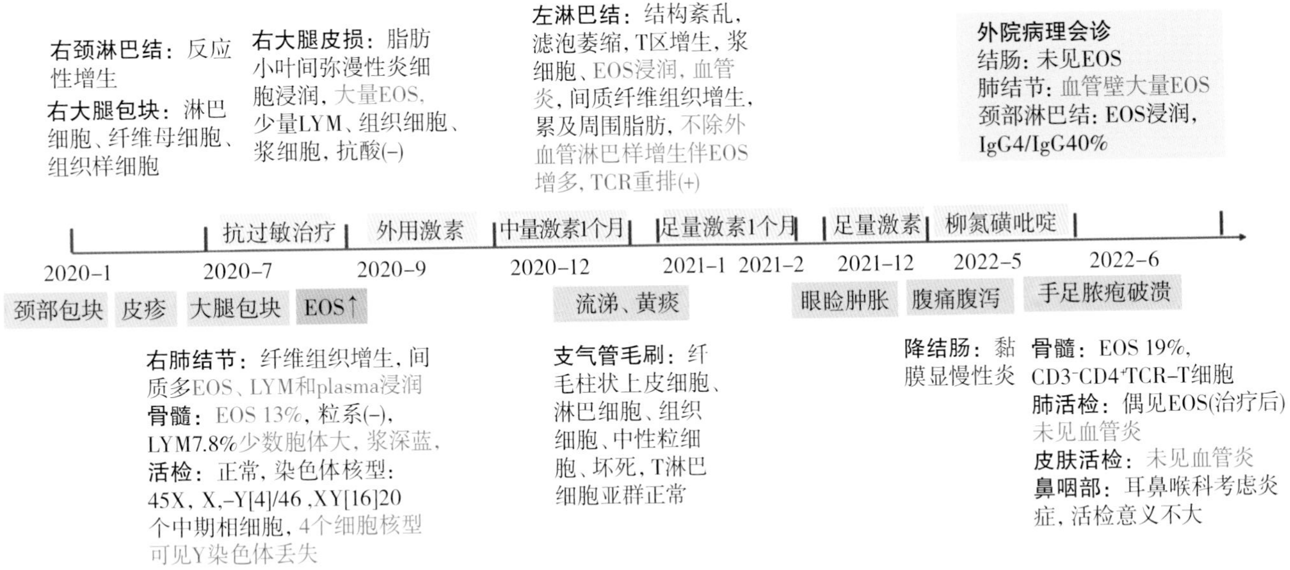

外院病理会诊
结肠：未见EOS
肺结节：血管壁大量EOS
颈部淋巴结：EOS浸润，IgG4/IgG40%

左淋巴结：结构紊乱，滤泡萎缩，T区增生、浆细胞，血管炎，EOS浸润、间质纤维组织增生、累及周围脂肪，不除外EOS血管淋巴样增生伴外EOS增多，TCR重排(+)

右大腿皮损：脂肪小叶间弥漫性炎细胞浸润，大量EOS，少量LYM，组织细胞、浆细胞，抗酸(-)

右颈淋巴结：反应性增生
右大腿包块：淋巴细胞，纤维母细胞，组织样细胞

右肺结节：纤维组织增生，间质多EOS，LYM和plasma浸润
骨髓：EOS 13%，粒系(-)，LYM7.8%少数胞体大，浆深蓝
活检：正常，染色体核型：45X，X，-Y[4]/46，XY[16]20个中期相细胞，4个细胞核型可见Y染色体丢失

支气管毛刷：纤毛柱状上皮细胞，淋巴细胞，组织细胞，中性粒细胞，坏死，T淋巴细胞亚群正常

降结肠：黏膜显慢性炎

骨髓：EOS 19%，CD3-CD4+TCR-T细胞
肺活检：偶见EOS(治疗后)未见血管炎
皮肤活检：未见血管炎
鼻咽部：耳鼻喉科考虑炎症，活检意义不大

流涕、黄痰

眼睑肿胀

腹痛腹泻

手足脓疱破溃

时间轴：
2020-1 | 颈部包块 | 皮疹 | 2020-7 大腿包块 EOS↑ | 抗过敏治疗 | 2020-9 外用激素 | 2020-12 中量激素1个月 | 2021-1 足量激素1个月 | 2021-2 足量激素 | 2021-12 眼睑肿胀 | 2022-5 腹痛腹泻 柳氮磺吡啶 | 2022-6 手足脓疱破溃

图15　患者病史总结

形红细胞为主的血尿，尿蛋白增加，Cr升高；③Lung，即肺部受累：间质性肺疾病、肺内空洞、结节、弥漫性肺泡出血；④ ENT，Eye，即五官受累：鼻窦炎、肉芽肿形成，眼睛受累；⑤ Nerve，即神经受累：多发的单神经炎，中枢神经系统（CNS）受累，统称为"SKELEN"。2022年ACR/EULAR 分类诊断标准中，临床标准：阻塞性气道疾病（+3）、鼻息肉（+3）、多发性单神经炎（+1）；实验室及病理活检标准：嗜酸性粒细胞计数≥1×10^9/L（+5）、病理示血管外嗜酸性粒细胞为主的炎症（+2）、cANCA/抗PR3抗体阳性（-3）、镜下血尿（-1）。总分≥6分，诊断为中小血管炎的患者可被归类为EGPA[2]。值得注意的是，指南中充分强调了需除外继发和模拟血管炎的其他病因。EGPA一旦确诊，需详细评估呼吸系统、肾、心脏、胃肠道和/或外周神经等多器官受累情况。

这例病人的EGPA诊断能否成立？支持点在于分类诊断标准中，累计总分≥6分，激素治疗反应好。不支持点在于：① 患者皮疹表现不典型，不符合血管炎/EPGA经典皮疹改变；② 病理不支持，多脏器、多份病理均未见明确肉芽肿样改变；③ 血液学诸多异常，包括IgA λ + M蛋白、TCR重排阳性、骨髓核型异常均无法用EGPA解释；④ 最重要的是，目前不能除外其他模拟血管炎疾病。综上，该患者不能诊断为EGPA。

【诊疗经过】

患者骨髓淋巴瘤免疫分型回报可见异型NK细胞，占淋巴细胞比例75.2%，主要表达CD2，CD4，弱表达CD5，CD56，不表达CD7，CD8，CD3，CD57，TCRαβ，TCR γδ。

外周血TB细胞亚群回报：$CD3^-CD4^+CD8^-$细胞占淋巴细胞比例为81.89%。外周血TCRVb（-），外周血免疫分型：T 淋巴细胞占淋巴细胞的比例为 95%，主要表达 cCD3，CD2，CD4，CD99，CD25，弱表达 CD5，CD7，不表达 CD56，CD8，CD3，CD57，TCRαβ，TCRδγ，免疫表型为异常 T 细胞（图16）。

【第三次讨论】患者最终诊断如何？

患者在评估骨髓免疫分型时，发现一群免疫表型异常的$CD3^-CD4^+$T细胞，诊断倾向L-HES。L-HES通常主要表现为皮肤和软组织病变，也可有心血管、肺和风湿/关节受累。据报道，L-HES 10年总生存率为81%，10年淋巴瘤转化率为20%[3]，心脏受累为高危因素，需高度警惕转化为淋巴瘤可能。L-HES中最常报告的异常T细胞表型是CD3⁻CD4⁺，其次为CD3⁺CD4⁻CD8⁻。异型细胞比例占比多少可诊断L-HES尚不明确。通过细胞表面表达受体可以得出结论，激素、免疫抑制剂、干扰素、环孢素、IL-4、IL-5相关生物制剂，JAK2抑制剂均有治疗效果[4]（图17）。但患者脏器受累多，有可疑克隆性T细胞证据，包括流式、TCR重排异常，PET/CT可见皮肤多发高代谢病灶，临床仍需高度怀疑淋巴瘤。若病情再发，治疗不满意，需考虑重新活检。

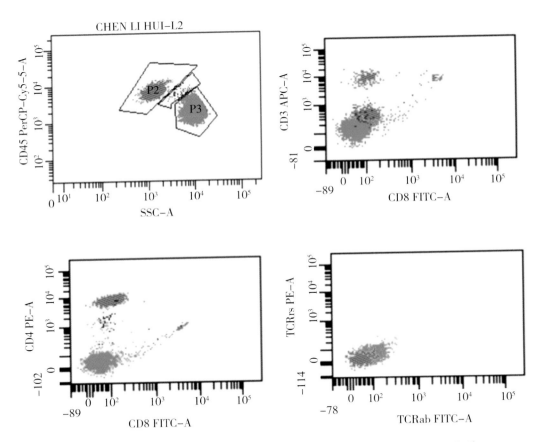

图16　外周血流式结果，P2 为淋巴细胞，可见 CD3⁻CD4⁺CD8⁻ 异型淋巴细胞

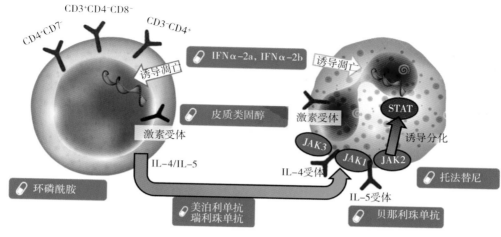

图 17　L-HES 发病机制及治疗药物

【治疗转归】

入院时考虑HES诊断明确，7月30日起予甲泼尼龙 80mg qd iv×2周→泼尼松60mg qd po×2周，复查胸部CT（激素2周时）：原双肺多发斑片、索条、结节，较前吸收减少、缩小；纵隔多发淋巴结缩小（图18）。骨髓+血液检验回报异型淋巴细胞比例增高，考虑诊断L-HES，专业组查房建议加用环磷酰胺（CTX）0.2g iv隔日一次，出院前累计1.4g。治疗后鼻塞、咳嗽逐渐好转，足趾破溃基本结痂、蜕皮，小腿处皮疹消失、无瘙痒，上肢皮下结节明显缩小（图19）；复查EOS $4.32→0.2×10^9$/L（图20），IgG4 6793→3737mg/L，T-IgE＞5000→4665KU/L。

大剂量激素治疗2周余

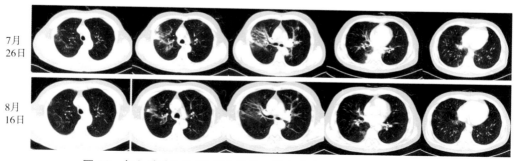

图 18　与入院（7月26日）相比，激素治疗后肺部病变明显好转

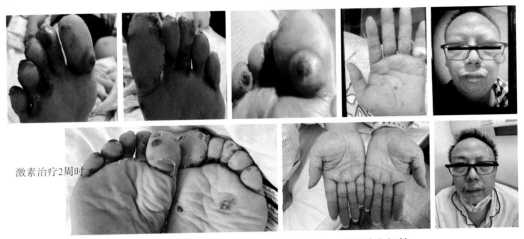

激素治疗2周时

图 19　激素治疗后足趾破溃结痂、蜕皮，眼睑肿胀好转

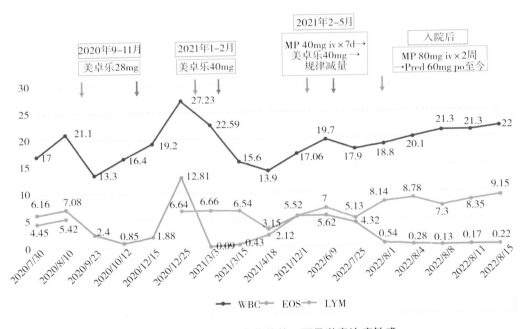

图 20　病程中 EOS 变化趋势，可见激素治疗敏感

专家点评

　　本例患者病情复杂，诊断扑朔迷离，以嗜酸性粒细胞升高伴多系统受累为主，激素治疗有效，但病情反复，各种疑点交织。通过梳理病史，从HES诊断入手，不断分析病因，再一次带领我们深入认识了血管炎。结合ACR/EULAR新的分类诊断标准，对于一个多脏器损伤，激素治疗有反应，疑诊小血管炎的患者，诊断时需高度警惕排除模拟血管炎的可能性。通过系统分析梳理出数条线索，并通过流式免疫分型手段，最终解开了疾病的面纱。联合相关专科就发病机制和后续处理进行了深入探讨，在现有条件下对患者的病因进行了合理推测，为权衡利弊处理当前治疗矛盾、改善患者长期预后提供了思路。目前病人考虑诊断为L－HES可能，需要在漫长随访中修订诊断，调整治疗。

参考文献

[1] Shomali W, Gotlib J. World Health Organization-defined eosinophilic disorders: 2022 update on diagnosis, risk stratification, and management[J]. Am J Hematol, 2022,97(1):129-148.

[2] Chung SA, Langford CA, Maz M, et al. 2021 American College of Rheumatology/Vasculitis Foundation Guideline for the Management of Antineutrophil Cytoplasmic Antibody-Associated Vasculitis[J]. Arthritis Rheumatol, 2021,73(8):1366-1383.

[3] Shi Y, Wang C. What we have learned about lymphocytic variant hypereosinophilic syndrome: A systematic literature review[J]. Clin Immunol, 2022, 237:108982.

[4] Williams AK, Dou C, Chen LYC. Treatment of lymphocyte-variant hypereosinophilic syndrome (L-HES): what to consider after confirming the elusive diagnosis[J]. Br J Haematol, 2021,195(5):669-680.

北京医学会风湿病学分会临床－影像－病理讨论活动精彩瞬间

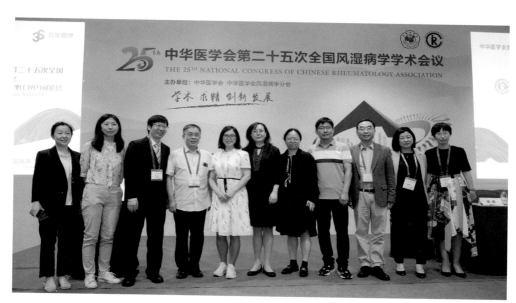

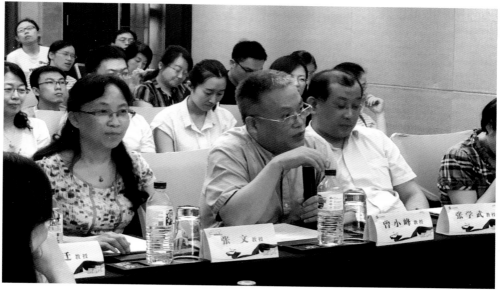

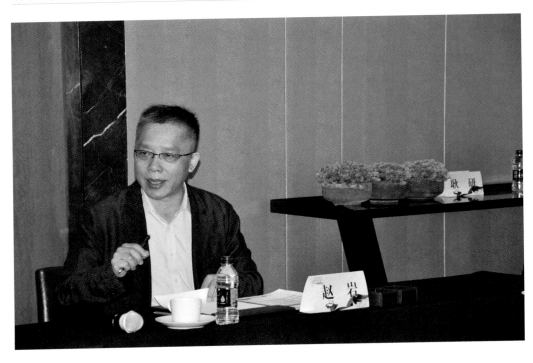

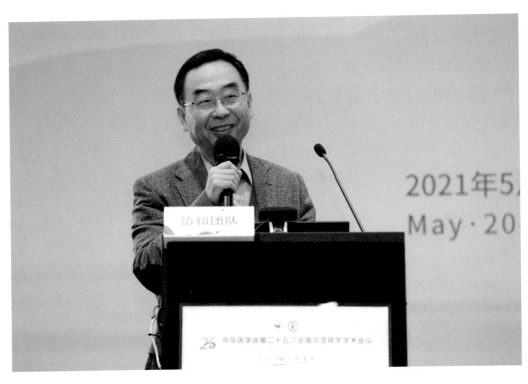

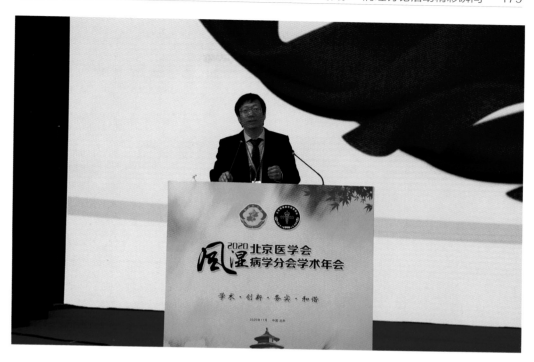

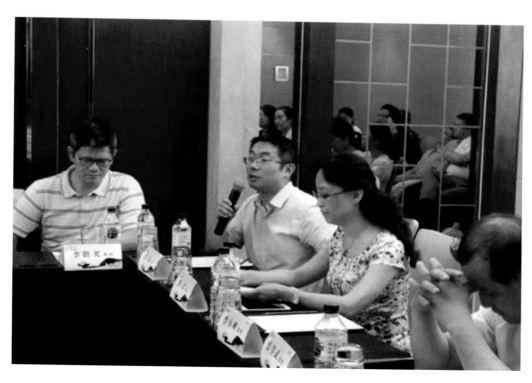

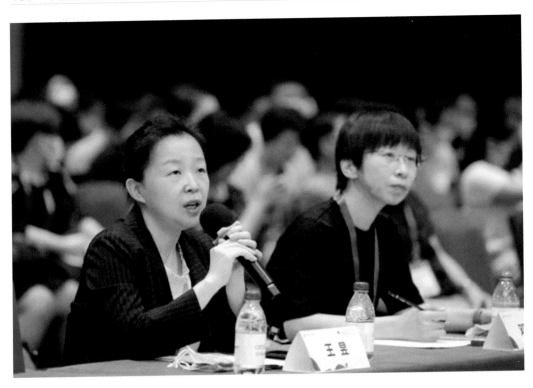

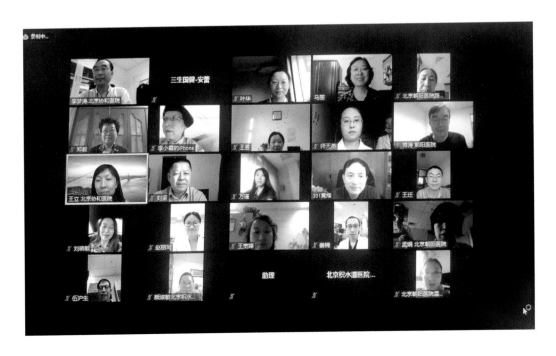

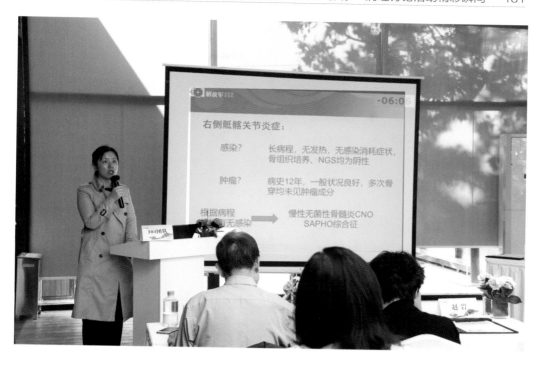

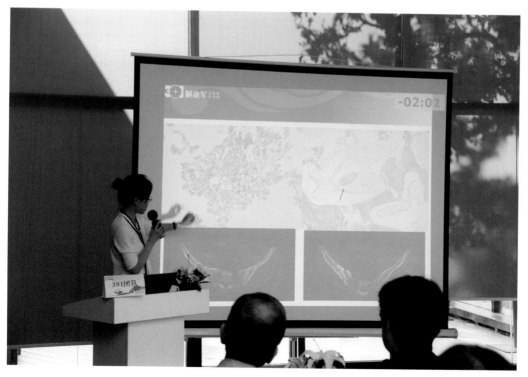

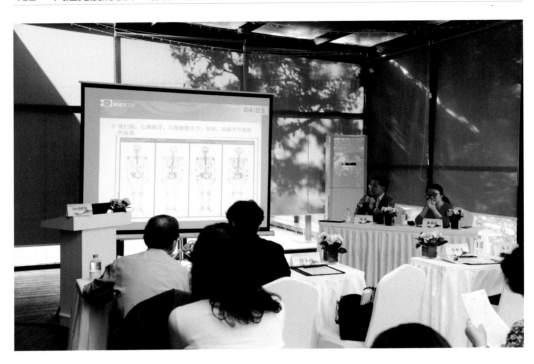

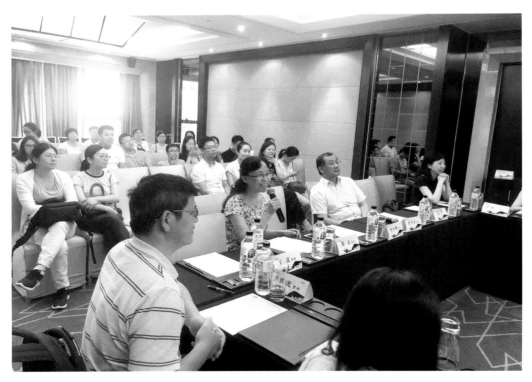

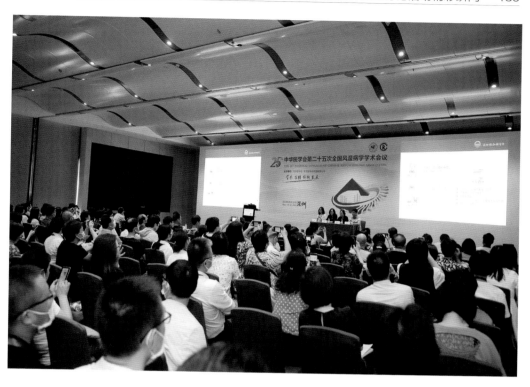

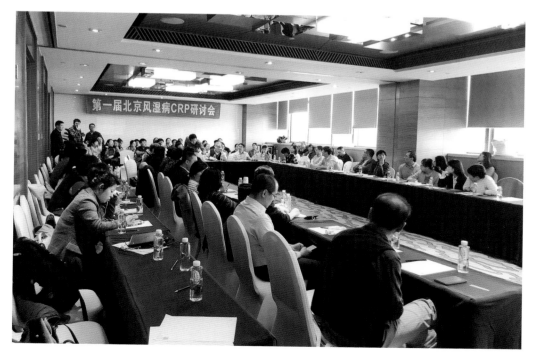

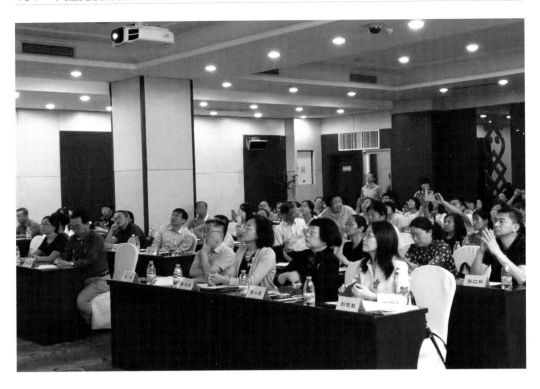

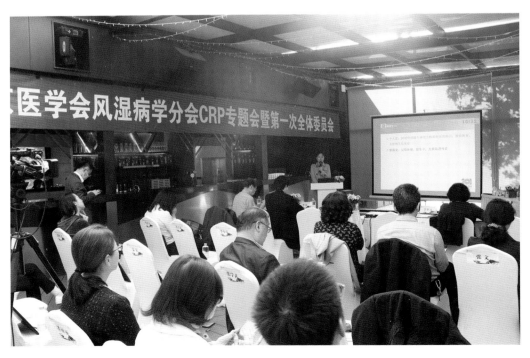